LEE LABRADA se ha presentado como experto de acondicionamiento físico y nutrición en varios programas de televisión en las emisoras nacionales ABC, CNBC, FOX, NBC, CBS, CNN, WGN y ESPN. También ha aparecido en más de 100 portadas de revistas a través del mundo. Lee es presidente y fundador de Labrada Nutrition, una empresa *Inc. 500*. En el 2004, fue nombrado Zar de Acondicionamiento Físico de Houston, Texas, ayudando a la ciudad a despojarse del título de "La ciudad más gorda de Estados Unidos." Lee tiene veintidós títulos profesionales de fisicoculturismo, incluyendo el título de Mr. Universo, y es miembro del Salón de la Fama del Fisicoculturismo Profesional de la IFBB. Nació en Cuba y vive en Houston, Texas.

La Promesa de un CUERPO ESBELTO

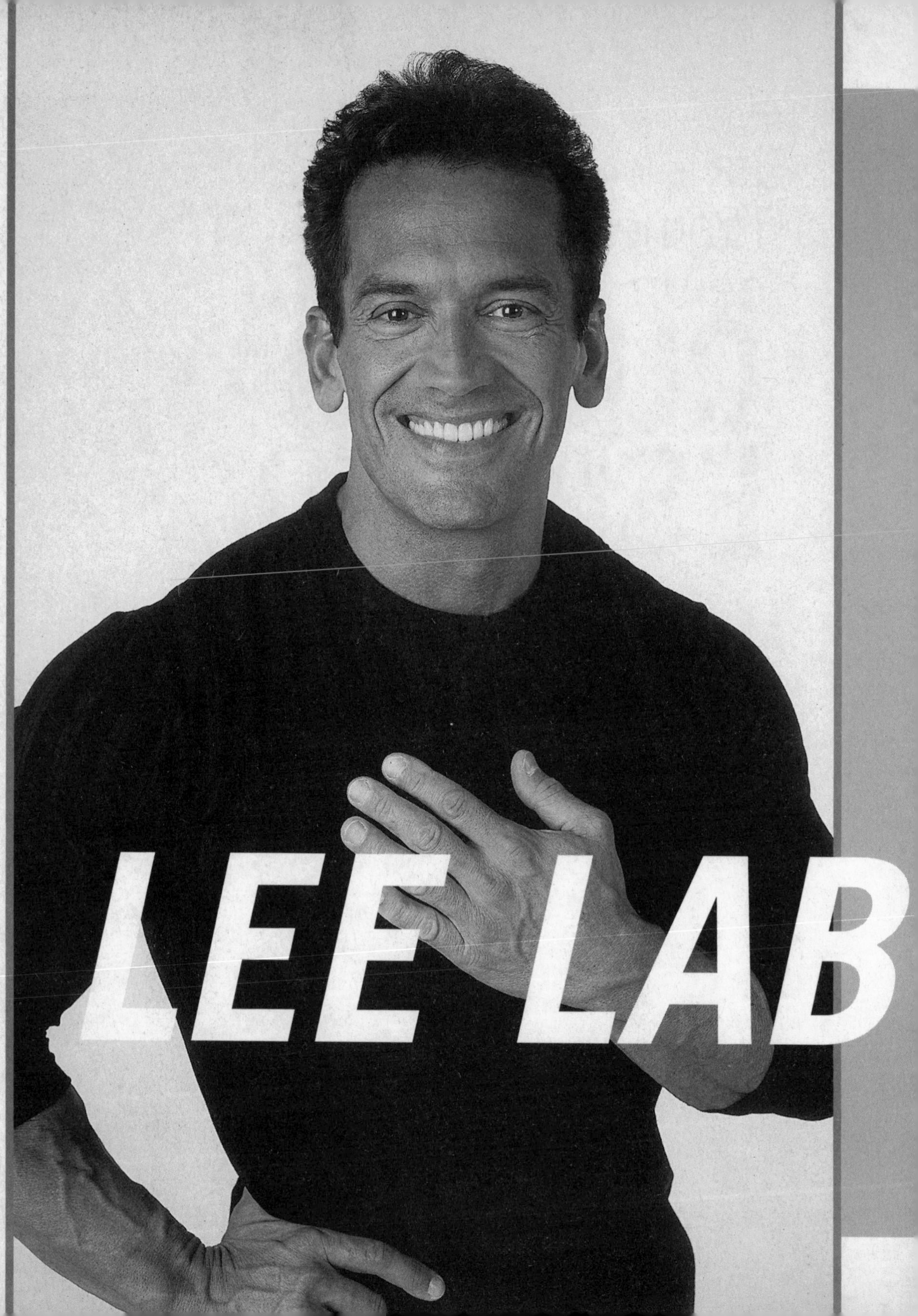

La Promesa de un CUERPO ESBELTO RADA

QUEME GRASA PARA CONSEGUIR UN CUERPO ESBELTO Y FUERTE

rayo

Una rama de HarperCollins*Publishers*

LA PROMESA DE UN CUERPO ESBELTO. Copyright © 2005 por Lee Labrada. Traducción © 2006 por Margarita Matarranz. Todos los derechos reservados. Impreso en los Estados Unidos de América. Se prohíbe reproducir, almacenar o transmitir cualquier parte de este libro en manera alguna ni por ningún medio sin previo permiso escrito, excepto en el caso de citas cortas para críticas. Para recibir información, diríjase a: HarperCollins Publishers, 10 East 53rd Street, New York, NY 10022.

Los libros de HarperCollins pueden ser adquiridos para uso educacional, comercial o promocional. Para recibir más información, diríjase a: Special Markets Department, HarperCollins Publishers, 10 East 53rd Street, New York, NY 10022.

Diseño del libro por William Ruoto

Este libro fue publicado originalmente en inglés en el 2005 en Estados Unidos por HarperCollins Publishers.

PRIMERA EDICIÓN RAYO, 2006

Library of Congress ha catalogado la edición en inglés.

ISBN-10: 0–06–083707–1
ISBN-13: 978-0-06-083707-5

06 07 08 09 10 DIX/RRD 10 9 8 7 6 5 4 3 2 1

A mis tres hijos, Hunter, Blade y Pierce, con amor

Contenido

Agradecimientos

Éste es un "libro de acción" en el cual usted es un "héroe de acción." Es así, porque una vez que lea este libro, se verá obligado a emprender ciertas acciones que cambiarán su vida para siempre. Eso también lo convierte en un libro para el cambio, cambio positivo, físico y mental. Este libro está dedicado a todos ustedes, héroes de acción, que atenderán a la llamada y aprovecharán su potencial de cambio. Usted inspirará a otros a hacer lo mismo y tendrá un impacto profundo en muchas vidas.

No existe tal cosa como el hombre que ha llegado adonde está "por sus propios esfuerzos." Detrás de todo ser humano exitoso hay todo un equipo de apoyo que ha contribuido a sus esfuerzos a lo largo del camino. He sido bendecido ampliamente con familia, amigos y socios profesionales sin los cuales este libro habría sido simplemente una idea pasajera. Quiero agradecerles a todos ustedes.

A mi madre María y a mi padre Ele, que han dedicado generosamente toda su vida al amor y al apoyo incondicional de la familia Labrada; no tengo palabras que expresen adecuadamente mi gratitud. Su valor, trabajo y disciplina han dejado una huella indeleble, inspirándome para desarrollar el talento que Dios me dio. A mis hermanas Conchita y Lourdes, mi hermano Gene, y a todos los miembros de la familia Labrada y Valladares, su amor y apoyo durante tantos años han sostenido positivamente mi ánimo.

A mi esposa Robin; te amo, bella mujer. Eres el viento bajo mis alas y no estaría donde estoy hoy sin ti. Gracias por tu paciencia al leer las numerosas revisiones de este libro, y gracias por contribuir con las recetas. ¡A partir de ahora otros también podrán disfrutar de tu cocina casera! A mis hijos Hunter, Blade y Pierce, gracias por ser los mejores muchachos con el que un hombre puede ser bendecido. Ustedes siempre ponen una sonrisa en mi cara, ¡incluso en los días difíciles!

Deseo agradecer a Joe Weider por desarrollar el deporte del fisicoculturismo apasionadamente y por proporcionar un trampolín para mí y muchos otros; a Arnold Schwarzenegger por la inspiración que me ha proporcionado, como compañero inmigrante, fisicoculturista y empresario; al nutricionista Keith Klein por su guía y su profunda influencia en mis ideas sobre la nutrición; a Bill Phillips por iniciarme en el negocio de la nutrición deportiva e inspirarme a convertirme en un promotor del acondicionamiento físico. Al Dr. Tom Deters por entrenarme durante mi juventud como fisicoculturista competitivo; a Craig DeSerf por ser mi compañero leal de entrenamiento y mi motivador durante años. Hay muchos otros, demasiados para nombrarlos aquí, que me han ayudado; por favor, sepan que en mi corazón les estoy agradecido a todos ustedes.

Deseo agradecer especialmente a mi escritor, Duane Swierczynski, que hizo un trabajo fabuloso capturando mi "voz," armando largas horas de entrevistas, conversaciones telefónicas y notas para lograr una obra de arte coherente, y conservando su sentido del humor durante todo el proceso; a mi agente David Hale Smith, por su sabia guía y por creer en mí y en la viabilidad de *La Promesa de un Cuerpo Esbelto,* incluso cuando los demás no creían; a Larry North, por presentarnos; a Megan Newman por su fe en este proyecto; y a mi confiable equipo de Labrada Nutrition (mi "segunda familia")—especialmente a Christina Morelan y a Gabe Canales—por sus esfuerzos sobresalientes en relaciones públicas y comerciales, primero con nuestra campaña ¡Adelgaza Houston! (Adelgaza Houston) y después con este libro. También quiero agradecer al Dr. Kyle Workman, al Dr. Alan Zimmerman, a Phil Kaplan y a Doug Kalman por revisar mi libro y ofrecer sus útiles aportaciones.

¿Y qué es un autor sin un equipo editorial de primera clase? Quiero agradecer a todo el personal de HarperCollins Publishers por su entusiasmo y su compromiso con *La Promesa de un Cuerpo Esbelto.* Gracias en especial a Stephen Hanselman, vicepresidente y editor, por su liderazgo; a Greg Chaput, mi editor, por hacerse cargo de este libro como si fuera suyo y guiarme en el proceso de su publicación; a Mary Ellen Curley, editora asociada; Shelby Meizlik, directora asistente de publicidad, Josh Marwell, Nina Olmsted y los demás del equipo de ventas de Harper.

Un gran equipo creativo es esencial para la apariencia de un libro. Quiero agradecer a Jay Rusovich por la maravillosa fotografía, por su pasión y por su búsqueda incansable de la imagen perfecta; a Martin Shepeard por su orientación y excelencia en las gráficas; a Heather Robinson por adornar nuestras páginas con su forma acondicionada y femenina; y al Fit Gym de Houston, Texas, por el uso de sus facilidades de primera calidad.

La Promesa de un CUERPO ESBELTO

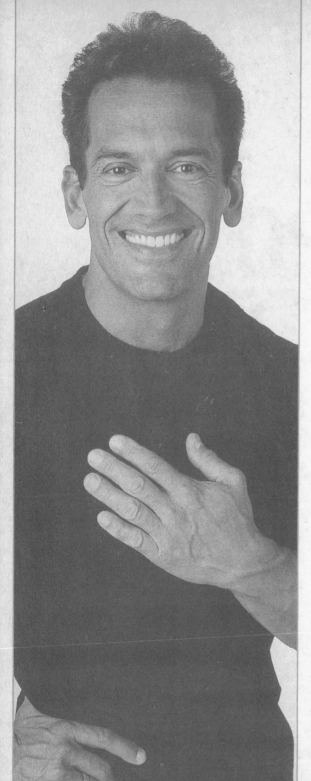

PRIMERA PARTE

La Promesa

¿**Y** si yo le dijera que sin importar en qué estado físico está usted ahora, puedo enseñarle a lograr mejoras para toda la vida en su apariencia, fuerza, auto-imagen y confianza, sólo con treinta minutos diarios?

No importa si es viejo o joven, hombre o mujer, está inactivo o activo; usted *tiene el poder de mejorar.* Y puedo enseñarle cómo hacerlo.

Ésta es la promesa que quiero hacerle, y debe creerla:

> **Hay un cuerpo fuerte y esbelto dentro de usted, y usted tiene el poder de liberarlo.**

La Promesa de un Cuerpo Esbelto es un programa de treinta minutos de ejercicio y cinco comidas diarias que transformará drásticamente su cuerpo en sólo doce semanas. Es la máxima solución a la gordura y el último programa que necesitará para ponerse en forma.

Mi programa se basa en el principio al que llamo *Banex,* "Balance de nutrición y ejercicio." Ahora bien, usted ha oído siempre que comer correctamente y hacer ejercicio es la manera de ponerse en forma y controlar el peso. Pero Banex lleva esta sencilla idea al siguiente nivel. Con este programa revolucionario, usted comerá más que antes, en una forma que aumenta su metabolismo y disuelve las grasas. Con los entrenamientos de fuerza y cardiacos, recibirá usted los mayores resultados de una rutina muy corta.

Después de leer este libro usted podrá...

- Fortalecer su corazón y sus pulmones, quemar la grasa corporal y desarrollar músculo
- Cambiar su cuerpo del modo "almacenamiento de grasa" al modo "quema de grasa"
- Comer la misma comida deliciosa a la que está acostumbrado y que le apetece
- Disfrutar más comida mientras quema más grasa
- Construir una persona más fuerte y esbelta con sólo treinta minutos diarios
- Seguir su progreso fácilmente y con precisión sin necesidad de un espejo o una báscula
- Lograr y disfrutar de ese cuerpo más esbelto, fuerte y saludable que desea y merece

Y no importa si ha fracasado en ponerse en forma anteriormente. Puede manejar este programa sin importar en qué estado físico está, sin importar cuántas dietas ha comenzado y fracasado. Puedo mostrarle cómo motivarse—y permanecer motivado—de modo que esta vez triunfará. Puede olvidarse de los fracasos pasados. Así mismo como usted puede mejorar su cuerpo, puede mejorar su fuerza de voluntad y dejar atrás sus costumbres autodestructivas.

Con la Promesa de un Cuerpo Esbelto, no es raro ver cambios drásticos en pocas semanas. No sólo en su apariencia, sino que también experimentará mayores niveles de energía, y con eso su ánimo y motivación para lograr mayores logros se elevará. La calidad de su vida mejorará y su éxito tendrá un impacto profundo y positivo, primero en usted y después en todo lo demás: sus relaciones con su familia y amigos, su lugar de trabajo y la sociedad en su totalidad. Es lo que yo llamo el "efecto dominó."

También le mostraré cómo medir su grasa corporal de modo que pueda monitorear su Cuerpo Esbelto según emerge. En el apéndice D (página 213) encontrará instrucciones detalladas sobre cómo calcular cuánto músculo delgado está usted desarrollando, y cuánta grasa está quemando.

Cualquiera puede beneficiarse de utilizar el principio Banex. En la Segunda Parte encontrará ejemplos de la vida real de personas comunes que experimentaron cambios extraordinarios en su cuerpo que transformaron su vida, aplicando los principios de este libro. Usted no tiene que ser un fisiólogo de ejercicio o un científico nutricionista para entenderlo. El programa del Cuerpo Esbelto es sencillo y efectivo, y encaja en estilos de vida atareados.

Yo debería saberlo: soy un papá de tiempo completo, esposo y presidente de una compañía próspera. Sin embargo es fácil acomodar las directrices sencillas de la Promesa de un Cuerpo Esbelto en mi vida todos los días, incluso cuando parece que el teléfono nunca deja de sonar, las reuniones no terminan nunca y estoy ocupado guiando a mis muchachos a través de los retos de la vida.

El hecho es que todo en este programa se basa en principios probados y comprobados que he aprendido en los últimos veinticinco años entrenándome yo y a miles de estudiantes, y en mi trabajo con profesionales en el campo de la nutrición y el ejercicio. La Promesa de un Cuerpo Esbelto no es una solución rápida; es mejor aun. La Promesa de un Cuerpo Esbelto es un sistema práctico que usted puede fácilmente convertir en una parte de su rutina diaria. Todo empieza con un reto de mejora personal de doce semanas. Después, se volverá su propio viaje personal de auto-mejora física, lo mantendrá en el camino y le dará hábitos positivos para toda la vida que lo fortalecerán.

Si deposita su confianza en mí, lo ayudaré a ayudarse a usted mismo y triunfará en la labor de transformarse. Le mostraré todo lo que necesita saber y le enseñaré como mantenerse automotivado.

¿Por qué confiar en *mí*?

Ayudando a Houston a Adelgazar

"¡Esto no puede ser verdad!" dije, mirando a la cámara.

Estaba sentado solo en un estudio de televisión en Houston, Texas. Aunque no podía ver a mis anfitriones del programa *Crossfire* (Fuego Cruzado) de CNN ni a la otra invitada del show, la autora Marilyn Wann, sabía que millones de personas estaban mirándome. *Crossfire* es conocido por su debate animado, y el show de esa noche ya estaba particularmente animado.

La señora Wann, la autora de *Fat! So?* (¡Gorda! ¿Y qué?) era apoyada por Tucker Carson, presentador de *Crossfire* en un lado de la discusión. Yo estaba en el otro lado con el antiguo estratega de la campaña de Clinton, Paul Begala. El tema del debate: ¿debería el gobierno patrocinar programas para educar a las personas acerca de la obesidad?

La señora Wann acababa de afirmar que "el peso es primordialmente genético."

Siendo el recientemente nombrado zar del acondicionamiento físico en Houston, yo sabía que éste era un cometario que no podía dejar a un lado. El futuro de las personas con sobrepeso que estaban mirando el programa esa noche podía perfectamente estar en la balanza. ¿Y si las personas dejaban el show pensando que eran naturalmente gordas y que no había nada que pudieran hacer para cambiar su condición? Habría muchos que utilizarían esa justificación para rendirse.

Tan pronto como las palabras salieron de mi boca—"*¡Eso no es verdad!*"—me lancé a una explicación. "Si el peso fuera un factor genético," dije, "entonces ¿cómo pudo la obesidad entre nuestros jóvenes aumentar tres veces en los últimos veinte años?"

No soy especialista en genética, pero el sentido común me dice que veinte años no es suficiente para que los norteamericanos evolucionen—o muten, si lo prefiere—en una raza de gordos. Es verdad que la obesidad está aumentando en los Estados Unidos, pero en su mayor parte este fenómeno puede atribuirse a factores relacionados con el estilo de vida. Las personas están adquiriendo sobrepeso porque están comiendo más y haciendo menos ejercicio.

Éste es un asunto muy grave. De acuerdo con las cifras proporcionadas por los Centros para el Control y la Prevención de la Enfermedad (CDC), más de 300.000 muertes al año pueden atribuirse a causas relacionadas con la obesidad. La obesidad es un riesgo creciente de enfermedades potencialmente mortales, como la diabetes, el cáncer y los problemas cardiacos.

"Miren, estoy aquí sólo para ayudar," expliqué.

La señora Wann, que mide 1.65. m. y pesa 120 kilos (cinco pies cuatro pulgadas y 270 libras) me disparó: "No necesito su *ayuda.*"

Muy bien. Quizás estaba irritada porque le ofrecí ayudarla—como a cualquiera que tenga sobrepeso—en la televisión nacional, pero cuando manejaba hacia mi casa no pude evitar preguntarme por la multitud de personas que sin necesidad luchan contra un problema de peso todos los días. Y aquellos que han tirado la toalla y renunciado a la posibilidad de ponerse en forma.

Me molestaba. Porque sabía que la respuesta al problema de peso de Norteamérica era tan sencilla como hacerse una promesa a uno mismo.

Puede que usted se esté preguntando: Bien, ¿quién lo nombró "zar del acondicionamiento físico," en todo caso? Mi nombramiento surgió (en parte) como resultado de que la revista *Men's Fitness* nombrara a la ciudad de Houston dos años consecutivos "La ciudad más gorda de Estados Unidos." Ahora bien, eso *realmente* me molestó.

Las Ciudades Más Gordas de Estados Unidos, 2002

(SEGÚN LA REVISTA *MEN'S FITNESS*)

1. **HOUSTON, TX**
2. Chicago, IL
3. Detroit, MI
4. Philadelphia, PA
5. Dallas, TX

Siendo presidente y fundador de Labrada Nutrition, una empresa de las principales 500 en 2002 con base en Houston, recibí muchas bromas de mis amigos, tanto de la industria de la nutrición deportiva como de afuera. Después de todo, estoy en la industria de poner a la gente en forma. Sabían que el título poco halagüeño me enfadaría, y me lo restregaron. Así que decidí hacer algo al respecto.

Con la ayuda de mi equipo en Labrada Nutrition, formulé una iniciativa para toda la ciudad que elevaría la consciencia entre los habitantes de Houston de la necesidad de hacer ejercicio y comer saludablemente con el fin de perder peso y ponerse en forma. El plan exigía que yo estuviera a cargo. Dada la oportunidad, sabía que podríamos propagar la idea y educar a la gente.

Afortunadamente, el alcalde de Houston, Lee Brown, estaba de acuerdo conmigo. Unos cuantos meses después, llegué temprano a la alcaldía y saludé a mi familia, a mis amigos y al personal. Miré a mi alrededor y vi a los medios de comunicación corriendo y montando cámaras. El alcalde Lee Brown tomó el micrófono; anunció el lanzamiento de la campaña ¡Adelgaza Houston! Y me nombró el primer zar del acondicionamiento físico de la ciudad.

Y entonces fue cuando ocurrió. La magnitud de mi misión tomó un nuevo significado. Tenía una enorme responsabilidad en mis manos.

¿Cómo hago para que la gente me entienda de modo que puedan hacer cambios duraderos en su cuerpo?, me preguntaba a mí mismo.

Lo que me hizo pensar: *Bueno, ¿cómo lo hice yo?*

25 Años en la Tarea

He sido un ávido fisicoculturista e instructor de acondicionamiento físico durante más de dos décadas, y durante diez de esos años fui clasificado como uno de los cuatro mejores fisicoculturistas del mundo. Algunas personas tienen un prejuicio sobre los fisicoculturistas como "ratas de gimnasio." Pero mi experiencia en fisicoculturismo me ha ayudado realmente a desarrollar sencillas técnicas de ejercicio y nutrición que cualquiera puede utilizar para hacer cambios en su cuerpo que nunca habrían considerado posibles.

Estas técnicas han tomado al menos veinticinco años para desarrollarse. Permítame mostrarle dónde empezó todo.

Emigré de Cuba a los Estados Unidos con mi abuela cuando tenía dos años, en la época de la crisis de los misiles. Mi papá era ingeniero civil, sabía algo de inglés, no mucho, pero en un mes había logrado un empleo como ingeniero civil y procedió a labrar una forma de vida de clase media para nosotros. Nos establecimos en Chicago.

Uno de mis primeros recuerdos de niño es caminar por la playa en el lago Michigan. Inflaba el pecho, sacaba las costillas y caminaba como Steve Reeves en las películas de *Hércules*. La gente me miraba y me encantaba la atención. Recordándolo ahora, creo que yo les daba pena. *Miren a este niño, ¡debe estar desnutrido! ¡Se le pueden ver las costillas afuera!*

No mucho después, empecé a husmear en la habitación de mi papá para jugar con su equipo de levantamiento de pesas, y pronto noté cambios en mis brazos. En esa época, ya vivíamos en Jacksonville, Florida, y recuerdo que siempre podía hacer más sentadillas que cualquier otro chico en todo el complejo de apartamentos. La gente probablemente todavía pensaba que estaba desnutrido.

A los dieciséis años estaba entrenando todas las tardes con un compañero de escuela. Continué entrenando todos los días después de clases, intentando volverme musculoso. Pero mi dieta no apoyaba todo el ejercicio que estaba haciendo. Tenía un metabolismo rápido y mientras me volvía más musculoso, más definido, mis músculos no crecían nada. No podía descifrar por qué no me estaba convirtiendo en Steve Reeves, pero allí estaba yo, comiendo sándwiches de mortadela.

No lo sabía entonces, pero estaba entrenando excesivamente y no comiendo correctamente.

Había un chico en mi colegio de secundaria que era considerado excéntrico en esa época porque era un fisicoculturista que participaba en competencias. Tenía músculos mucho más grandes que yo y yo tenía curiosidad de saber cómo lo logró. Recuerdo que me dirigí a él y le pregunté: "¿Qué es esa cosa rara que bebes en el termo todos los días?"

El joven se volvió a mirarme, y por un momento pensé que iba a golpearme. En vez de eso me respondió: leche mezclada con proteína y levadura de cerveza. Empecé a hacer más preguntas, y según me daba pacientemente las respuestas me sentí cautivado.

También me dijo algo más: iba a haber otro concurso para Míster Jacksonville dentro de cuatro semanas solamente. En ese momento, apenas pesaba 130 lbs, ¡y eso con la ropa mojada! Pero también tenía curiosidad. Me enteré que el promotor del concurso era Jim Nelson, propietario de un gimnasio de fisicoculturismo en Jacksonville y uno de los mejores fisicoculturistas de Florida. Al día siguiente fui a buscarlo a su gimnasio y al principio me quedé pasmado. Nunca había visto de cerca a un tipo con tanto músculo.

Firmé el papeleo, después volví y entrené como un loco durante un mes en un lugar que llamábamos cariñosamente "El Gimnasio de Griner." No era más que una choza de madera de 15 por 15 detrás de la casa de un rudo policía de Jacksonville, el sargento Jim Griner. Aunque el equipo del sargento Griner era arcaico para los estándares de hoy, tenía todo lo que yo necesitaba. En sólo cuatro semanas me puse en forma.

La mañana de la competencia entré para la primera evaluación antes del concurso y vi a los otros competidores, haciendo ejercicios de calentamiento. Casi doy la vuelta y me voy a casa. Esos tipos eran al menos treinta o cuarenta libras más grandes que yo, y eran adolescentes. Pensé que no tenía ninguna oportunidad. Pero de alguna forma me convencí a mí mismo de quedarme.

Cuando llegaron los resultados esa tarde, no sólo había ganado el primer lugar sino que también había ganado el trofeo del "más musculoso."

Me gradué de bachiller en 1978 y decidí asistir a Northwestern University. Recuerdo que fui a orientación con mi papá al final de ese verano. Salimos a revisar el gimnasio de la universidad. No había nada más que una máquina universal, una vieja y desvencijada prensa para piernas, de madera, un montón de pesas desparramadas por todas partes y algunos bancos. Eso era todo. Al principio no pensé que podría ser capaz de entrenar allá.

Pero pronto descubrí que podría entrenar de la misma manera en el gimnasio de Northwestern. Esto me enseñó una lección importante: no se necesita un equipo de entrenamiento elegante para lograr buenos resultados. Cualquiera puede entrenar con lo básico—un juego de buenas pesas y un banco sólido—y acondicionar su cuerpo tan bien como alguien con un equipo de entrenamiento con un valor de un millón de dólares.

En 1979, mi familia se trasladó a Houston, Texas y yo me transferí a la Universidad de Houston para estar más cerca de ellos y terminar mi carrera de ingeniería civil. Tres años después empecé a participar en competencias de fisicoculturismo otra vez, con victorias en el Campeonato Universitario de Texas del NPC (Comité Nacional Físico), el Clásico NPC de la Costa del Golfo y Campeonatos NPC del Estado de Texas. Gané en mi clasificación en los Campeonatos Nacionales NPC de 1985 y dos semanas después fui coronado Míster Universo de la IFBB (Federación Internacional de Fisicoculturismo) a la madura edad de veinticinco años.

Ése fue el comienzo de una cadena de victorias en el fisicoculturismo profesional, durante la cual fui clasificado como uno de los cuatro mejores fisicoculturistas del mundo durante siete años consecutivos. En el 2004 fui incluido en el Salón de la Fama del fisicoculturismo profesional de la IFBB.

¿Cuál fue la clave de mi éxito? Conocer mi cuerpo. Puedo comer algo y saber exactamente cómo me afectará. Como fisicoculturista profesional tenía que saber exactamente cómo la comida, la bebida, el estrés, los cambios de tiempo—incluso la presión de la cabina de un avión—afectarían mi apariencia. Al ser más pequeño que la mayoría de mis competidores, no me podía permitir equivocarme. Si llegaba sólo un dos o tres por ciento fuera de forma, me derrotarían. Fue así como llegué a entender bien la forma en que los alimentos afectan al cuerpo, y como cierto tipo de ejercicios de fuerza y cardiovasculares pueden quemar grasa y desarrollar músculo.

En otras palabras, he estado experimentando en mi laboratorio personal—mi cuerpo—durante veinticinco años. Ahora estoy orgulloso de compartir los resultados con usted.

El Nacimiento de La Promesa de un Cuerpo Esbelto

Con el tiempo, mientras mi carrera de fisicoculturismo terminaba, mi hermana Conchita y yo abrimos un estudio de entrenamiento personal llamado Star Bodies (Cuerpos de Estrella) en Houston. En su mejor momento tuvimos cuarenta entrenadores personales trabajando para nosotros, que realizaban cientos de sesiones de entrenamiento personales a la semana para nuestros clientes. Después pasé a lanzar la compañía que poseo y dirijo hoy día, Labrada Nutrition, (www.labrada.com) que vende suplementos nutritivos y alimentos funcionales que ayudan a la gente a estar en su mejor forma física. He utilizado suplementos nutricionales toda la vida—oigan, dan resultados—y sentí que podía hacer una mejor labor de servicio a mis clientes que las compañías de nutrición deportiva existentes.

Más importante, Labrada Nutrition se convirtió en el foro desde el cual yo podía extender mi mensaje de Banex, nutrición y ejercicio balanceados. Quería compartir mi conocimiento y educar a otras personas. Quería que ellos disfrutaran del cuerpo fuerte y esbelto que nunca pensaron poseer.

Mi habilidad para difundir este mensaje dio un salto espectacular con la creación del *Club de Entrenamiento de un Cuerpo Esbelto,* un boletín electrónico semanal gratuito. De repente pude llegar a cientos de personas todas las semanas, inmediatamente. Compartí mis ideas acerca del ejercicio, la nutrición, la suplementación, la quema de grasas, todo lo que yo pensaba que podía ayudar a la gente a ponerse en mejor estado físico. Y al final de cada correo electrónico incluía una o dos palabras de aliento.

Empecé a recibir correos electrónicos de personas que me daban las gracias. Algunos me decían que estaban a punto de dejar su entrenamiento cuando recibieron mi mensaje, y que este había cambiado su día.

Cuantas más palabras de aliento, más mensajes llovían. El número de miembros del *Club de Entrenamiento de un Cuerpo Esbelto* aumentó a cientos de suscriptores, llegó a miles y después a decenas de miles, simplemente de boca en boca.

La Revelación

Una mañana a comienzos del invierno, estaba yo escribiendo mi boletín electrónico semanal LBC, cuando llegó a mi e-mail una noticia de última hora que alteraría el curso de mi visión. Era el anuncio de que Houston había sido nombrada la Ciudad Más Gorda de Estados Unidos por la revista *Men's Fitness.*

¿Pero y si ese revés de la imagen de la ciudad pudiera convertirse en una oportunidad de ayudar a la gente a volverse esbelta y saludable?

Varios meses después nació ¡Adelgaza Houston!, mi nombramiento como zar del acondicionamiento físico era oficial y mi misión estaba a punto de dispararse a un nuevo nivel. Decidí hacer un programa, ¡Adelgaza Houston!, gratis, disponible a cualquiera que quisiera bajarlo de Internet. Escribí un programa que cualquiera pudiera utilizar para perder grasa, tonificar los músculos y ponerse en forma.

He sido testigo de gran número de personas bienintencionadas que toman resoluciones de Año Nuevo cada enero. Para marzo, la mayoría de esas personas se habían desanimado y la población del gimnasio volvía a lo normal. Otra vez empecé a preguntarme por qué algunos triunfaban, pero la mayoría fracasaba.

Después de todo, todos se habían inscrito en un gimnasio y habían comenzado un programa de entrenamiento de buena fe, diseñado por uno de los instructores del club. De hecho habían dado los primeros pasos. Pero en algún punto del camino, la mayoría había perdido la motivación.

Las Dos Razones por las que la Gente Fracasa

La gente se embarca en un programa de acondicionamiento con la intención de mejorar, pero fracasa por dos razones: les falta la información correcta y son incapaces de motivarse y permanecer motivados. Esos son los dos obstáculos mayores para un éxito duradero en alcanzar y disfrutar el cuerpo más esbelto, más fuerte y más saludable que usted desea y merece.

Echemos una mirada a cada una de esas dos razones, y después veamos lo que vamos a hacer con ellas. Después de todo, usted está leyendo este libro porque piensa que quiere cambiar, ¿verdad?

Razón #1: Usted Tiene el Mapa Incorrecto

Digamos que yo lo llamé y lo invité a hacer ejercicios en mi gimnasio en Houston. Usted sube al carro y para en una estación de servicio a tomar un mapa de Houston. Cuando finalmente llega a Houston, saca el mapa de la guantera. En el mapa, localiza la calle y empieza a manejar. Pero nota inmediatamente que hay algo que no está del todo bien. Los nombres de las calles por las que pasa no concuerdan con las del mapa. No puede encontrar el gimnasio. Mirando más cuidadosamente el mapa se da cuenta de que lo que usted tiene es realmente un mapa de *Austin,* no de Houston.

Ahora bien, observemos una situación alternativa. Digamos que usted nunca se da cuenta de que tiene el mapa equivocado. Maneja en círculos, perdido, pero es demasiado orgulloso (o testaduro) para llamarme pidiendo instrucciones, así que lo pasa por alto. Después de manejar por la ciudad durante varias horas se da por vencido, lleno de frustración.

El hecho es que si no tiene el mapa o las instrucciones correctas, no logra llegar a su destino. Y pierde la motivación de continuar. Mientras tanto yo estoy esperando a que usted llegue, hago una gran sesión de entrenamiento, bebo un batido de proteínas y me pregunto dónde estará.

Puede aplicar la misma analogía a la mayoría de los programas de acondicionamiento. Si usted comienza con la información equivocada, está condenado a fracasar desde el principio.

Hay muchos libros sobre ejercicios y dietas en el mercado, cada uno vendiendo su programa para ponerlo en forma. Hay docenas de comerciales de televisión que venden instrumentos de ejercicios y píldoras, cada uno prometiéndole milagros. Una persona confiada, no iniciada, que busca soluciones, puede confundirse con información contradictoria y muy a menudo perjudicial. Para empeorar las cosas, la mayoría de las personas que prueban esos programas mal orientados fracasan y a menudo se culpan a sí mismas por el fracaso. El resultado es la frustración, la infelicidad e incluso la culpa.

Razón # 2: No Puede Mantener la Motivación

Pero estar informado no es suficiente. Incluso si usted tiene el mapa correcto, no puede llegar nunca a su destino si no actúa y se mantiene enfocado hasta que llega allá. Algunas personas tienen el mapa correcto, por así decir, pero no pueden lograr motivarse. Como un automóvil que se queda sin combustible, esas personas literalmente se quedan sin fuerza de voluntad para continuar sus programas.

La motivación es la fuerza de voluntad para emprender la acción y mantenerla basado en la información que tiene. La motivación es para sus esfuerzos lo que el combustible es para un automóvil. Cuando se trata de ponerse en forma, la información más la motivación resulta en transformación, lo cual es un cambio positivo físico y mental, los resultados que usted quiere. La transformación es su punto de destino. Considérelo como la Ecuación del Éxito del Cuerpo Esbelto:

> **Ecuación del Éxito del Cuerpo Esbelto:**
> **Información** *(El Mapa)* **+ Motivación**
> **(El Combustible) = Transformación**
> **(El Punto de Destino)**

La Mala Noticia, la Buena Noticia y la Mejor Noticia

He hablado acerca de la importancia de comenzar con la información correcta. También he hablado sobre la importancia de motivarse y permanecer motivado.

La buena noticia es que puedo darle el mapa correcto. Sé que es correcto porque he entrenado literalmente a miles de personas que han utilizado mi principio Banex para ponerse en la mejor forma de su vida y permanecer en ella.

La mala noticia es que no puedo motivarlo. *Usted* tiene que motivarse.

La mejor noticia es que si me da una oportunidad de ayudarlo, puedo enseñarlo a motivarse y a permanecer motivado, y ayudarlo a liberar el poder personal que tiene dentro de usted. La motivación puede aprenderse, y si se aplica correctamente, puede convertirse en un hábito para toda la vida que puede producir éxito en todas las áreas de su vida.

¿Y Qué Paso con Houston?

Si le quedan rondando algunas dudas sobre el poder de los individuos para decidir cambiar su cuerpo y su vida, permítame presentarle a unos amigos míos.

Es decir, los ciudadanos de Houston.

No puedo decirle lo orgulloso que estoy de mi ciudad. En sólo un año, se las arreglaron para perder grasa, desarrollar músculo, adoptar estilos de vida más saludables y prometerse a sí mismos mantenerse así el mayor tiempo posible. A comienzos de enero de 2004, me sentí orgulloso de aparecer en el programa *Today Show* con el alcalde de Houston para anunciar la noticia: Houston no era ya el número uno en la lista de ciudades más gordas de *Men's Fitness*.

Ciudades Más Gordas de Estados Unidos, 2004

(SEGÚN LA REVISTA *MEN'S FITNESS*)

1. Detroit, MI
2. **HOUSTON, TX**
3. Dallas, TX
4. San Antonio, TX
5. Chicago, IL

Ayudé a poner a Houston en forma y librarse de su título de "La ciudad más gorda de Estados Unidos," lo mismo que ayudé a cientos de miles de personas en línea. Ahora estoy extendiendo mi atención al resto del país y más allá. Por eso he escrito este libro. Quiero ayudarlo a usted a darse cuenta de que ponerse en forma y mantenerse así durante el resto de su vida puede ser tan sencillo como dar vuelta la página.

Conozcamos a otras personas que han superado retos para hacer que la Promesa de un Cuerpo Esbelto les funcione.

Ellos triunfaron y usted también puede hacerlo.

La Inspiración

Los norteamericanos adoran los retos. Dénos un reto, desafíenos a hacer algo diferente, y lo asombraremos con lo duro que trabajamos para alcanzar nuestras metas.

Ésa es parte de la razón por la que creé el Reto del Cuerpo Esbelto. En esta segunda parte, usted conocerá personas que aceptaron el reto y encontraron su cuerpo esbelto interior en sólo doce semanas. No son superhéroes o maravillas genéticas. Son personas normales. Algunos incluso tuvieron que superar grandes inconvenientes, tales como una cirugía inesperada, diagnósticos médicos adversos o accidentes. Algunos sencillamente tenían horarios agitados.

El Reto fue el resultado directo del *Club de Entrenamiento de un Cuerpo Esbelto*. Como mencioné en la primera parte, los miembros reciben un boletín electrónico semanal gratuito lleno de consejos para el entrenamiento y de artículos de motivación sobre cómo ejercitarse, comer bien y lograr un cuerpo más esbelto.

Muchos de esos miembros querían volver a estar en forma, pero no sabían dónde empezar. Así que tuve la idea de darles un "foro virtual" para competir. Un foro en el cual se compararían consigo mismos, y mostrarían sus productos, por así decir, desde la comodidad de su casa. Así pues, apareció el Reto del Cuerpo Esbelto.

El Reto del Cuerpo Esbelto fue la primera y única competencia por Internet de su género, y tuvimos una respuesta sorprendente, tan buena que al año siguiente decidimos presentar el Reto de nuevo, no una vez sino dos. A todos los participantes se les dio un vigoroso programa de doce semanas, que es una versión abreviada de La Promesa de un Cuerpo Esbelto. Aceptar el Reto no es fácil, pero los requisitos básicos lo son: sencillamente tómese una foto del "antes" y sus medidas corporales; siga el programa lo mejor que pueda; después, finalmente, tome unas cuantas fotos del "después" y escriba un ensayo detallando cómo lo hizo.

Aquí están sus historias.

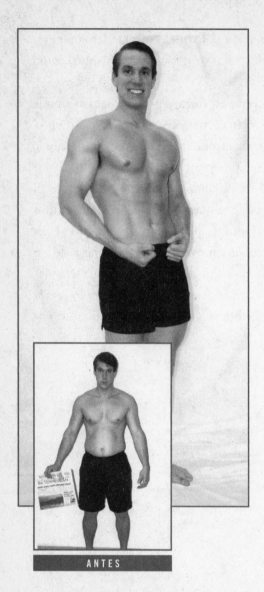

ANTES

"Ella lo era todo."

Andrew Freck, Nashville, Tennessee

"Sin Andy, yo no habría terminado."

Paulina Soria, Antioch, Tennessee

Andrew Freck y Paulina Soria eran una pareja feliz, pero no estaban muy satisfechos con su apariencia. Eso cambió cuando Paulina supo del programa del Cuerpo Esbelto. Aunque sus oficinas en su empresa de productos eléctricos estaban en el extremo del corredor una de la otra, Paulina le mandó a Andrew un correo electrónico describiendo el programa con la pregunta: "¿Quieres hacer esto?"

Andrew lo pensó. "Para mi sorpresa le dije que sí, hagámoslo."

Paulina estaba entusiasmada pero dio por sentado que sólo uno de ellos haría el Reto.

"Tengo una enfermedad llamada fibromialgia, que hace el levantamiento de pesas difícil," dice Paulina. La fibromialgia es un desorden de los músculos, los ligamentos y los tendones. (Imagine lo mal que se siente su cuerpo cuando tiene una gripe mala—dolorido y sensible—y después imagine sentirse así habitualmente.) "Pensé que no había forma de que yo pudiera hacer esto, pero Andrew podía estar interesado."

Andrew insistió. "Por supuesto que puedes."

Eso es lo que animó a Paulina: su confianza en ella. "Honestamente, no creí" que pudiera mantenerme en el programa. Pero siempre que pensaba que no podría hacer más, Andrew me

ESTADÍSTICAS DE CUERPO ESBELTO DE PAULINA	
Índice de grasa antes del Reto:	27%
Índice de grasa después del Reto:	15%
LIBRAS PERDIDAS:	**13**

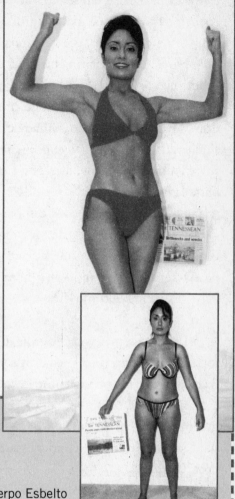

ANTES

animaba, diciendo que yo podía, que podía dejarlo si empezaba a sentir dolor."

Con el tiempo, Paulina podía seguir durante periodos más largos sin dolor y los síntomas de su fibromialgia parecían suavizarse.

Poco después, Andrew y Paulina se tomaron sus fotos del "antes" y se ocuparon en la tarea de cambiar sus vidas. Para empezar, planearon un entrenamiento todos los días a la hora del almuerzo. Con el tiempo, añadieron incluso una

Ellos lo lograron...
¡usted también puede!

Consejos de Andrew y Paulina para el Éxito del Cuerpo Esbelto

1. No se desanime. "Las primeras semanas que vaya al gimnasio, si no puede hacer los ejercicios, no se desanime," dice Paulina Soria. "Si continúa yendo y le dedica tiempo, en tres o cuatro semanas podrá superarlo. Solamente déle tiempo a su cuerpo para acomodarse a una rutina nueva y podrá hacerlo."

2. La clave es la constancia. "Constancia en el desempeño, constancia en el entrenamiento, es la clave para sus resultados y la clave para el éxito en cualquier cosa en la vida," dice Andrew Freck.

rutina de bicicleta estática antes del trabajo. Una vez en el trabajo, la pareja actuaba como "policía de comida" el uno del otro. Andrew iba a la oficina de Paulina a asegurarse de qué estaba comiendo. A veces era Paulina la que hacía el viaje.

Durante las dos primeras semanas, tanto Andrew como Paulina se sorprendieron de cuánta energía tenían a lo largo del día. "En el pasado, solía sentirme muy cansada alrededor de la hora de mi sesión de entrenamiento en la hora del almuerzo," recuerda Andrew. "Durante la segunda mitad del día no tenía mucha energía para hacer nada más, ni siquiera trabajar." Pero en el programa del Cuerpo Esbelto, los dos se sentían como si estuvieran completamente alertas y vibrantes a lo largo de todo el día, desde el amanecer hasta la noche.

De ahí en adelante, los cambios se sucedieron rápidamente. "¡Así de pronto!" dice Paulina. "Me decía, ¿y de dónde salió este músculo? Fue una prueba contundente. El último mes del programa fue muy revelador. Después de haber quemado tanta grasa empecé a notar los músculos que nunca antes había visto."

"Es increíble como diez libras pueden cambiar tu físico y tu apariencia," dice Andrew.

Las doce semanas parecieron volar y cuando Andrew y Paulina fueron a tomarse sus fotos del "después", se quedaron sorprendidos. "Nunca pensé que pudiera verme así," dice Paulina. "Mi hermana fue la que me tomó mi foto del "antes." Cuando terminó de tomarme la del "después," dijo: "Oh, Dios mío, lo que hiciste para lograr ese cuerpo quiero hacerlo yo también.'" Nota: Ésta es la misma hermana gemela que durante toda su vida parecía un poco más delgada y más en forma que Paulina. "Me sentí tan orgullosa," dice.

"Si Andy no hubiera estado allí para ayudarme a superar los momentos duros, no creo que hubiera terminado," dice Paulina.

"Lo mismo yo," dice Andrew. "Tener un entrenador, un amigo, un compañero de ejercicio y un compañero de dieta a lo largo de todo esto; ella lo fue todo."

"Siempre hay una forma."

Kevin Saunders, Downs, Kansas

A comienzos de abril de 1981, Kevin Saunders tenía un título de la universidad del estado Kansas, un empleo nuevo en el sur de Texas y una bella esposa que estaba esperando un hijo. Kevin trabajaba en un ascensor para grano en una granja en Corpus Christi, cuando hubo una explosión repentina. El estallido traspasó dos pies (60 cm.) de concreto reforzado y mató a diez hombres instantáneamente. También lanzó a Kevin a más de trescientos pies (cien metros) por el aire antes de que su cuerpo se golpeara contra un aparcamiento de concreto. Sus pulmones colapsaron, su médula espinal quedó destrozada.

Pero Kevin se negó a darse por vencido. "Después de mi accidente, no sabía si quería vivir. Había estado casado nueve meses y dos días y mi esposa dio a luz a nuestro hijo mientras yo estaba todavía en el hospital. Pero después empecé a orar pidiendo fuerza y supe que tenía que tener algún propósito en la tierra."

Una vez que los asombrados doctores se dieron cuenta de que iba a sobrevivir al accidente, Kevin tomó la determinación de convertirse en un atleta en silla de ruedas. Ahora tenía sólo que aprender a utilizar las partes funcionales de su cuerpo; el accidente lo había dejado paralizado de la cintura hacia abajo. "Aprendí a esa edad temprana que estar en forma era fun-

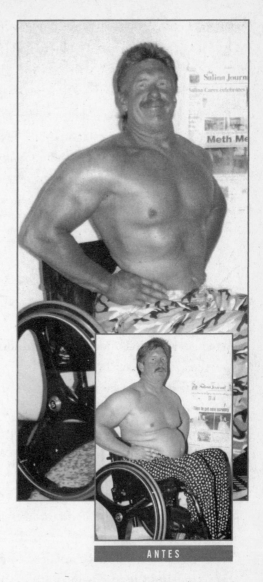

ANTES

ESTADÍSTICAS DE CUERPO ESBELTO DE KEVIN

Índice de grasa antes del Reto:	29.4%
Índice de grasa después del Reto:	12.7%
LIBRAS PERDIDAS:	**40**

La Inspiración 21

damental si quería andar por el mundo. Así que tenía que depender de los brazos para movilizarme."

Esta determinación convirtió a Kevin en uno de los atletas discapacitados más exitosos durante los ochenta, recibiendo medallas de oro a puñados, apareciendo en la película de Oliver Stone *Nacido el cuatro de julio (Born on the Fourth of July)* y siendo nombrado por el presidente George H.W. Bush para el Consejo Presidencial de Preparación Física y Deportes.

Entonces, un poco más de veinte años después de la explosión de Corpus Christi que cambió la vida de Kevin, el destino volvió a llamar a su puerta.

"Tuve un accidente," dice Kevin. "Sí, otro, si puede usted creerlo. Durante los seis meses que estuve en cama comí demasiado y perdí completamente la forma. Mi cintura creció hasta las 48 pulgadas y habitualmente mide 34." Era otro golpe en una vida que ya había soportado un golpe muy fuerte.

Aun así decidió recuperar el cuerpo que había tenido una vez. Y para hacerlo, escogió el programa de Cuerpo Esbelto. "¿Fue duro? No voy a decir que fue fácil. Pero uno debe recordar que ésta no es una solución rápida. Es un cambio de estilo de vida."

Kevin ha recorrido 148 ciudades por todo el país, difundiendo la idea de que si él puede transformar su cuerpo, cualquier otra persona puede hacerlo también.

"Quería ser una inspiración para mis clientes."

Darrell Collins, Plattsburg, New York

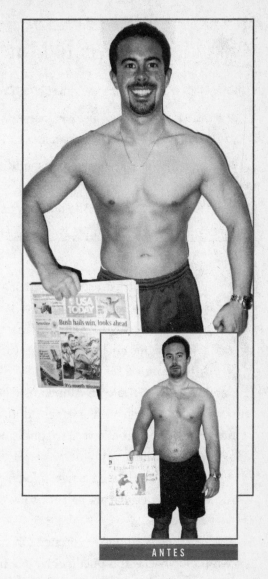

ANTES

En la región del país de donde es Darrell Collins—la parte norte del estado de New York—la salud y la forma física no son exactamente una obsesión. Después de todo ése es el estado donde inventaron las *Buffalo Wings* (alitas de pollo con salsa picante).

En la universidad, Darrell tomó seriamente el asunto de la nutrición. Su meta era convertirse en entrenador personal y consejero nutricional después de su graduación en la universidad estatal de Plattsburgh. Como cualquiera con un título universitario puede atestiguar, el estilo de vida universitario generalmente está lleno de pizza a altas horas de la noche, hábitos alimenticios raros (la misma pizza de la noche, fría, en el desayuno) y una multitud de entrenamientos pasados por alto a favor de hacer siestas. ¿El resultado para Darrell? Su peor estado físico.

Cuando Darrell estaba en su último año de universidad consiguió un empleo como director asistente en las instalaciones de la ciudad para el acondicionamiento físico, para asesorar a los clientes sobre nutrición y rutinas de entrenamiento.

Darrell, de veintidós años, sabía que para hacer ese trabajo tenía que tener buena apariencia. Fue cuando encontró el sitio de Internet Labrada. Una vez que Darrell vio el Reto del Cuerpo Esbelto, supo que era algo que tenía que intentar.

ESTADÍSTICAS DE CUERPO ESBELTO DE DARRELL	
Índice de grasa antes del Reto:	20%
Índice de grasa después del Reto:	6%
LIBRAS PERDIDAS:	**30**

Para Darrell, la parte dura no era ir al gimnasio. Y no era necesariamente el plan de comidas. Era su horario agitado: clases a las 9:30, trabajos escritos, asignaciones de lectura y amigos bienintencionados que querían arrastrarlo a una taberna a comer pizza y tomar cerveza. Darrell siguió adelante, de todas formas.

Muy pronto el semestre—y el Reto—terminaron y surgió un nuevo Darrell Collins. Había ganado su título en Alimentos y Nutrición...y perdido treinta libras. "Finalmente me sentía apropiado para el papel," dijo. Ahora que es esbelto, Darrell dice que encuentra más fácil ser un "promotor del acondicionamiento físico," difundiendo la buena noticia a los clientes que guía todos los días en el gimnasio.

Ya que Darrell se ha convertido en un profesional motivando a las personas, he querido que diga una última palabra sobre por qué usted debería considerar el Reto de un Cuerpo Esbelto.

"Lo que usted puede obtener con su cuerpo es mejor que cualquier premio," dice él. "Y mirando hacia atrás puedo decir que no fue tan difícil."

"Estoy cansado de cargar el equipaje extra."

Earl Bailey, Canton, Ohio

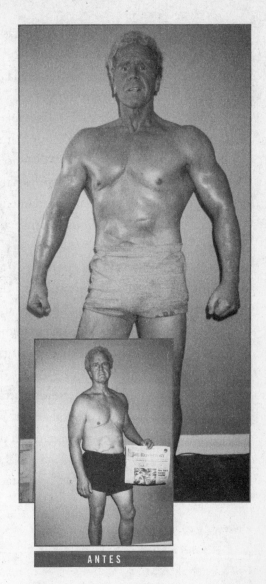

ANTES

En los años setenta, la vida de Earl Bailey estaba balanceada entre lo físico y lo espiritual. "Yo era el pastor de una iglesia grande y floreciente y participaba activamente en el programa de fútbol de secundaria como capellán y entrenador," dice Bailey, un robusto atleta. "Entonces me diagnosticaron una esclerosis múltiple en 1978. Me dijeron que muy probablemente perdería mi capacidad para caminar." Earl tenía sólo treinta y ocho años.

Al principio, Earl estaba decidido a superar la esclerosis múltiple. "Continué haciendo ejercicio, empujándome a ir más allá de lo que había hecho hasta entonces. Por un tiempo me mantuve relativamente bien." Earl incluso participó y ganó un tercer puesto en un torneo de fisicoculturismo del "Salón de la Fama," dos años después del diagnóstico. "Pero entonces mis piernas empezaron a fallar." Primero vino el bastón. Después un juego de muletas de antebrazo. Finalmente, incluso esos aparatos me fallaron. "Terminé en un carrito eléctrico."

Aun así, Earl nunca pensó en dejar su rutina de entrenamiento completamente. Una y otra vez, se vería forzado a parar después de unos meses de entrenar debido al dolor torturante. Incluso un estimulador de la médula espinal fracasó en disminuir el dolor. Finalmente, lo dejó, pero eso dolió más aún que el dolor de la esclerosis múltiple.

ESTADÍSTICAS DE CUERPO ESBELTO DE EARL

Índice de grasa antes del Reto:	18%
Índice de grasa después del Reto:	9%
LIBRAS PERDIDAS:	**21**

Varios meses después, el hijo más joven de Earl se interesó en el levantamiento de pesas, y le pidió a su padre entrenar con él. Esto coincidió con que Earl oyera del Reto del Cuerpo Esbelto. "El concurso me dio la fuerza para decir: '¡Eso es!' Estoy cansado de cargar el equipaje extra y verme como me veo."

Para ese entonces, Earl se las había arreglado para abandonar la silla de ruedas. Pero entonces vino una cirugía abdominal imprevista—otra en la larga serie de cirugías que ha plagado la vida de Earl desde 1978—no mucho antes de que comenzara la competencia. El dolor era tan grande que los doctores habían implantado una bomba que inyectaba una corriente continua de morfina directamente en su columna. Earl se recuperó a tiempo para comenzar los entrenamientos y la rutina de nutrición, pero no fue fácil. Estaba empezando desde cero.

A pesar del dolor, Earl logró de 20 a 30 minutos de entrenamiento cardiaco cinco días a la semana, seguidos de mi programa de entrenamiento con pesas. Ni siquiera dos idas al hospital lo sacaron completamente de su ruta. Al final del Reto, Earl había perdido veintidós libras, bajado cinco tallas de pantalón, y empezado a embromar a la gente que no creían que pudiera tener sesenta años. Earl no ganó el Reto, pero no dispuesto a rendirse, participó en él de nuevo.

Correcto, Earl había decidido entrar en el Reto de nuevo. "Esta vez mi meta era perder grasa, pero no peso corporal."

La segunda vez acabó por ganar el primer puesto en la división de su edad, así como el premio al "más inspirador." Para mí, Earl es el ejemplo perfecto de cómo cualquiera, a cualquier edad, puede superar los obstáculos más desafiantes y terminar aún más fuerte y feliz que antes.

Él lo logró... ¡usted también puede!

Consejos de Earl para el Éxito de un Cuerpo Esbelto

1. **Tenga fe en que usted puede.** "Alguien—muchos se han atribuido esta cita—dijo: 'Si usted cree que puede o cree que no puede está absolutamente en lo cierto,'" dice Earl.

2. **Disfrute los resultados físicos.** "Sin importar su edad, siempre es agradable quitarse la camisa y no ver el vientre colgando sobre el cinturón."

Escuche Esto

Estar rodeado de comida deliciosa y con muchas calorías, y no buscar un tiempo para hacer ejercicios me ha convertido en el estereotipo del hombre que hace las pizzas. Antes del Reto del Cuerpo Esbelto no hacía ejercicios, a no ser tirar las pizzas al aire. Para ser honesto, fue muy difícil empezar. No me había dado cuenta de cuánto peso había ganado hasta que me tomé la foto del "antes."

   No me tomó mucho tiempo darme cuenta que comiendo saludablemente y ejercitándome estaba cambiando mi vida dramáticamente. Me siento mejor y mi actitud es positiva. Me pido más a mí mismo y cumplo mis promesas. Estoy satisfecho con los cambios que he hecho en mi vida.

Dave Dunham es el copropietario de una pizzería en Staten Island, New York.

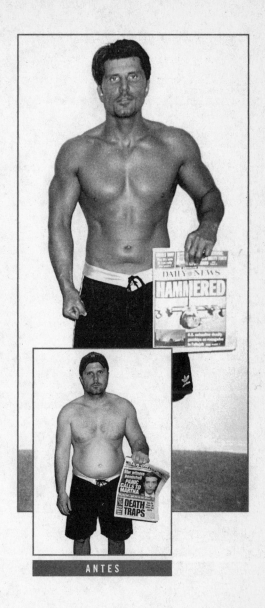

ANTES

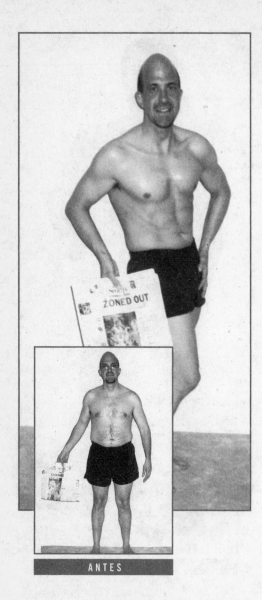

ANTES

ESTADÍSTICAS DE CUERPO
ESBELTO DEL DR. TARDIBONO

ESTADÍSTICAS DE CUERPO
ESBELTO DEL DR. TARDIBONO

Índice de grasa antes del Reto:	26.5%
Índice de grasa después del Reto:	18.4%
LIBRAS PERDIDAS:	**13**

"Quería un abdomen definido y ahora lo tengo."

Doctor George Tardibono, Oklahoma City, Oklahoma

No es un secreto que Estados Unidos padece de una epidemia de obesidad. Y los médicos son trabajadores en las líneas del frente, evaluando a sus pacientes con consejos sobre nutrición y acondicionamiento físico. ¿Pero qué ocurre cuando los mismos médicos son víctimas de la epidemia?

El Dr. George Tardibono era uno de ellos. No era obeso, ciertamente; sólo que no estaba completamente satisfecho con su físico, ni su talla 34 de pantalón, ni su peso de 159 libras. "Como médico oigo miles de quejas de pacientes que no pueden perder peso," dice el doctor Tardibono. "Pensé que iba a inscribirme en el Reto para probarles que *puede* hacerse. Como era alguien a quien pueden ver en persona, esto podría estimularlos a mejorar su salud también."

El Reto de un Cuerpo Esbelto ayuda a la gente a ser responsable. "Quería ver si podía cambiar mi composición corporal significativamente, comparada con la de mi hermano gemelo, que no iba a estar en el Reto," admite el doctor Tardibono. "Él sirvió—sin saberlo— como punto de referencia."

Las primeras semanas del Reto estuvieron llenas de simples rutinas en el trotador (treadmill), veinte minutos al día, cuatro días a la semana, que al final extendió a cuarenta y cinco minutos por sesión. La rutina de pesas del Dr. Tardibono era sencilla también: de cuarenta y cinco minutos a una hora de levantamiento de pesas, utilizando lo más básico de un equipo de gimnasio casero: mancuernas, una barra de levantamiento y un banco.

Los dos meses pasaron volando y el Dr. Tardibono empezó a ver los resultados que había perseguido. Pero entonces llegó un golpe en el tercer mes: un mes de visitas médicas con sus estudiantes, que puede ser uno de los periodos de trabajo más intenso en la vida de un médico. Su carga de trabajo aumentó, sus entrenamientos sufrieron y era difícil hacer tiempo para cada comida en el horario preciso. Pero él se negó a rendirse. El Dr. Tardibono sencillamente hizo ajustes para acomodar su horario febril. Si no podía comer una comida completa de Cuerpo Esbelto, se proponía comer algo saludable—incluso solamente una barra de granola—en lugar de algo de la máquina expendedora del hospital.

Para el final del Reto, y a pesar de las limitaciones de tiempo, el Dr. Tardibono había logrado sorprendentemente su meta: un cuerpo más esbelto que podía servir de ejemplo a sus pacientes. Había quemado 15 libras de grasa y bajado dos tallas de pantalón. Ah, y por supuesto estaba la *otra* meta. La que podía ver siempre que levantaba la camisa: "Quería un abdomen definido ¡y ahora lo tengo," dice el Dr. Tardibono.

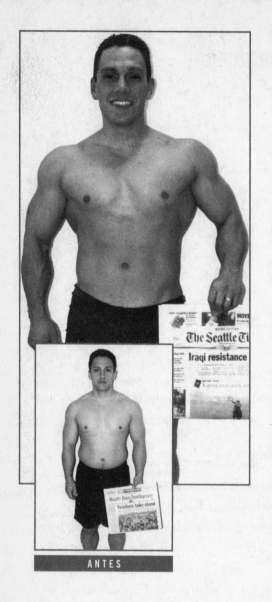

ANTES

Escuche Esto

Enseño en una escuela elemental, así que pensé que era importante dar un ejemplo de vida saludable a mis estudiantes. La nutrición no se discute lo suficientemente en la clase, de hecho, algunos chicos creen que una barra de dulce es un bocado saludable. Después de unas semanas en el programa de un Cuerpo Esbelto, empecé a volverme más esbelto y musculoso, y mis estudiantes empezaron a darse cuenta. Me hicieron un millón de preguntas y se interesaron realmente cuando empecé a explicarles cómo el establecer metas me ayudó a lograr un cuerpo esbelto y más fuerte. De repente la idea de un estilo de vida saludable se volvió real—e importante—para ellos. Quise intentar hacer algo práctico y que se pudiera realizar a largo plazo, y todo lo que he hecho con este programa podré continuarlo a lo largo de mi vida.

Joe Maleck es maestro de primaria en Seattle, Washington.

"¡Es realmente una sensación-grandiosa!"

Carrie Shipp, Dallas, Texas

Carrie Shipp quiere aclarar una cosa: no era una floja en lo referente a la salud y el estado físico. Empleada de una aerolínea y gran trabajadora, solía tener dificultades con comer saludablemente. "Iba de dieta en dieta, pero nunca lograba el estado físico que deseaba," explica. Un día decidió, *Ya es suficiente.* Carrie comenzó un régimen de comida saludable y de visitas al gimnasio y consiguió bajar cuatro tallas de vestido en un periodo de dos años.

La meta de Carrie era mejorar su cuerpo al máximo, y específicamente, bajar unas cuantas tallas más. "Esta meta encendió positivamente un fuego en mi interior," dice. "Me mantuvo fuerte cuando me sentía cansada." También ayudó que Carrie no sólo mantuvo su meta en la mente, sino también el rumbo hacia la meta. "Planeaba y ensayaba mi éxito en mi mente de forma que rendirme nunca entró en mi cerebro. Se convirtió en rutina, simplemente lo que hacía todos los días." La visualización es una herramienta poderosa; si puede imaginarse a usted mismo haciendo algo, su cerebro eventualmente responde. Pronto, usted *será* capaz de hacerlo.

En cuanto a la rutina de entrenamiento, Carrie utilizaba mi programa como guía. Hacía ejercicio casi todos los días, incorporando entrenamiento con pesas y ejercicios cardiovascula-

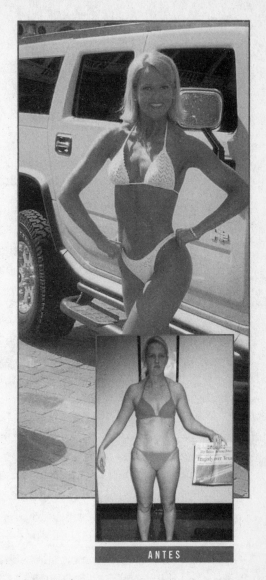

ANTES

ESTADÍSTICAS DE CUERPO ESBELTO DE CARRIE

Índice de grasa antes del Reto:	22%
Índice de grasa después del Reto:	12.8%
LIBRAS PERDIDAS:	**18**

Ella lo logró... ¡usted también puede!

Consejos de Carrie para el Éxito con un Cuerpo Esbelto

1. **¿Tiene un mal día? No se rinda.** "Continúe su rutina todos los días y haga lo mejor que pueda," dice Carrie. "Nadie lo hace todo perfectamente. La montaña llamada acondicionamiento físico no es tan difícil de escalar como la gente piensa. Es sólo una acumulación de pasitos hasta que llegas a la cumbre."

2. **Hacerlo es más fácil que no hacerlo.** "Creo que es mucho más fácil hacer lo que hay que hacer en el día—entrenar, comer bien—que lamentarse por dejar de hacerlo un día," dice Carrie. "Usted puede pasar todo el día criticándose por el hecho de haber perdido un día de entrenamiento. O puede sencillamente buscar el tiempo para hacerlo y sentirse estupendamente todo el día."

3. **Recuerde: esto al final vale la pena.** "Siga cada instrucción, tome fotografías y medidas," dice Carrie. Este es un paso sumamente importante. Reforzará su compromiso y estimulará su motivación. "Le encantará observar su logro. Comprométase con el programa completamente y vea emerger la mariposa que hay dentro de usted."

res. ¿Qué llevaba para el almuerzo y las meriendas? "Comía montones de claras de huevo, pollo, verduras y avena," dice, "además de la merienda o comida gratis ocasional."

Lo más importante: funcionó para ella. De maravilla. Carrie redujo su porcentaje de grasa corporal casi a la mitad, perdió cerca de veinte libras y pasó de una talla 8 en vestido a una talla 2. Estoy también orgulloso de decir que Carrie ganó el título de Gran campeona durante un Reto de Cuerpo Esbelto reciente. Pero para nuestra campeona, este es sólo el comienzo.

"Cuando usted se ocupa de su cuerpo y lo alimenta adecuadamente, puede liberar lo que hay dentro de usted," dice Carrie. "Ahora busco cosas en la vida que antes me habían intimidado. La gente se dirige a mí buscando consejos de entrenamiento y motivación. Es una sensación realmente grandiosa ayudar a los demás y darles esperanza."

"Así es como quiero verme y sentirme."

Michael Camelo, Cape Coral, Florida

¿Quiere saber cómo insultar a otro bombero? Lleve su propia comida al trabajo.

"Los bomberos tienen fama de ser grandes cocineros," explica Michael Camelo, un bombero de cuarenta y seis años de Cape Coral, Florida. Todos ponen dinero para el almuerzo o la cena y los cocineros más talentosos de la casa preparan el menú basados en el presupuesto. "Así que llevar la comida de casa se mira mal."

Eso representaba un pequeño dilema para Michael, que se había dado cuenta de que no estaba contento con su estado físico. Obviamente, los bomberos necesitan estar en un estado físico excelente para soportar los rigores de combatir los incendios y de rescatar a sus conciudadanos (así como a algún felino ocasional). Pero para Michael era algo más personal. Había sido un atleta activo y un levantador de pesas por recreación casi toda la vida, pero según se acercó a los cuarenta años su actividad había disminuido considerablemente. La inactividad se notaba en su físico.

Además, Michael había sido nombrado recientemente jefe del Comité de Salud y Seguridad de su departamento, lo que significa que era básicamente el "perro guardián" del buen estado físico en su estación. Michael sabía que necesitaba algo para motivarlo; lo encontró en el Reto de un Cuerpo Esbelto.

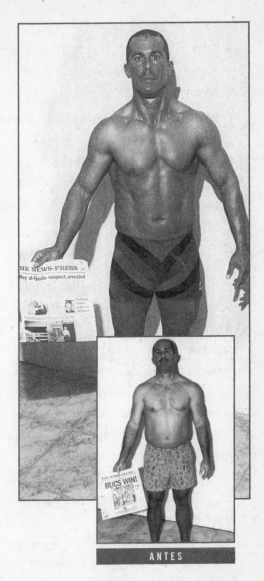

ANTES

ESTADÍSTICAS DE CUERPO ESBELTO DE MICHAEL	
Índice de grasa antes del Reto:	26%
Índice de grasa después del Reto:	11%
LIBRAS PERDIDAS:	**15**

Puesto que la vida de un bombero puede ser tranquila un momento y caótica al siguiente, Michael decidió asegurase de que siempre tendría la oportunidad de entrenar. "Había cosas en la estación de bomberos, pero compré también equipo para la casa, simplemente no tenía tiempo de andar yendo y viniendo a un gimnasio." Sin importar donde estuviera, Michael hacía ejercicio cardiovascular diariamente.

Pero y ¿cuando las alarmas empezaban a sonar? "Si tenía que atender una llamada siempre podía echar los termos al camión. No me malinterpreten, no permitía que eso interfiriera con el trabajo. Pero después de que la acción terminaba, tenía la siguiente comida lista."

Y Michael encontró incluso una solución para el dilema de llevar la comida de casa. "Decidí llevar mis comidas de Cuerpo Esbelto conmigo, pero seguía aportando mi cuota," dice Michael.

Los colegas de Michael lo apoyaron enormemente, y a la larga se sintieron envidiosos. En el curso de doce semanas solamente, Michael había perdido quince libras y había bajado dos tallas de pantalón. "Cuando volví y les dije dónde me encontraba en el Reto no podían creerlo. De hecho, después de Navidad, algunos dijeron: 'Tengo que hacer esa dieta que hiciste.'"

Ahora que ha conocido algunas de las personas comunes que han hecho cambios extraordinarios en sus vidas...¿está preparado par seguir sus pasos? No debería tener duda en su mente de que sin importar su situación, tiene el control y la fuerza para hacer

Escuche Esto

Mi meta general era perder peso. Alcancé esa meta y me está yendo bastante bien en mantenerla. Supe que había cambiado cuando vi la expresión en la cara de los otros. Es incluso mejor por el hecho de que puedo ayudar a los demás a hacer lo mismo. Hago trabajo voluntario todos los domingos e imparto una clase de kickboxing en el YMCA. Perder peso realmente me ayudó a motivar a otras personas a intentar alcanzar sus metas. Además, ¡me siento con tanta energía que dar esas patadas es pan comido!

Frank Aguirre es un nativo de Phoenix, Arizona.

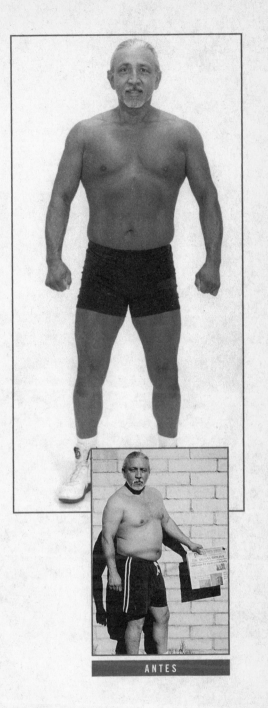

ANTES

cambios duraderos en su cuerpo. Ahora es el momento para el siguiente paso: motivarlo. Va a ser más fácil de lo que cree.

De hecho, todo lo que tiene que hacer es pasar la página.

TERCERA PARTE

La Motivación

Voy a darle las cinco claves infalibles para motivarse usted mismo, en cualquier momento, en cualquier lugar. No se requieren baterías, cintas, ni aparatos. De hecho, los únicos materiales que necesita para cambiar con éxito todo su punto de vista sobre la salud y el buen estado físico están en el libro que tiene en las manos, más un bolígrafo, unas fichas y un calendario. Eso es todo.

Debería saber de entrada que no hay ninguna "píldora" de motivación instantánea. De hecho, esta es la mentira oculta tras muchos engaños sobre el acondicionamiento físico y modas pasajeras respecto a la alimentación: afirman que su programa es tan corto y fácil que usted no necesita una onza de motivación. Desafortunadamente, esa mentalidad de solución rápida—*Voy a pasar por eso una vez y nunca tendré que hacerlo otra vez*—sólo lo llevará de vuelta a donde empezó. Y será $39.95 (o $79.95, o $295.95) más pobre por la experiencia.

Quiero ayudarle a desarrollar un programa de nutrición y ejercicio con el que pueda vivir diariamente y que no lo haga sentir desdichado. No tendrá que "soportar" el programa del Cuerpo Esbelto; usted disfrutará vivirlo y disfrutará las recompensas diarias que recibe por ello. Puede ganar la batalla por el cuerpo que desea día a día. Cuanto más elija correctamente—comer bien y hacer ejercicio—más fácil se volverá con el tiempo.

Así es: se volverá más fácil con el tiempo, garantizado. Primero tenemos que entender las fuerzas que nos atan a nuestros viejos hábitos negativos.

Superar los Lazos que nos Atan

Imagine que está de pie en una habitación entre dos paredes. Está frente a una pared que vamos a llamar el "resultado deseado." Quizá esa pared tiene una imagen de usted con veinte libras menos y tres tallas menores. Una persona más saludable, más feliz. Usted quiere alcanzar esa pared. ¿La pared que está detrás de usted? Esa se llama "sus viejos hábitos."

¿Qué hace usted para alcanzar el "resultado deseado"? Camina hacia él. Pero espere; hay una trampa. Parece que hay una gran banda elástica en torno a su cintura atándolo a la pared que está detrás de usted. Cada vez que da un paso hacia su resultado deseado—que tanto quiere—la banda se estira y la tensión aumenta, intentando halarlo de nuevo hacia sus viejos hábitos. Usted quiere alcanzar ese resultado deseado con tanta fuerza, pero esa banda se vuelve más apretada, y más y más...

Cada vez que intenta dejar un viejo hábito, hay cierta cantidad de tensión negativa que trata de halarlo de vuelta hacia ese hábito. Por eso su mente es como un abuelo malhumorado: tiene una resistencia interna al cambio. Es sencillamente más cómodo hacer las cosas acostumbradas. ¿Esa pared detrás de usted? Es algo conocido. Seguro. Comprensible.

Esa pared que está detrás de usted está hecha de un número de rutinas que llamamos hábitos. Malos o buenos, estos hábitos están amarrados fuertemente a nuestra mente por rutina y es incómodo librarse de ellos. Para cambiar nuestros hábitos tenemos que trabajar conscientemente y con ahínco en ello. Incluso cuando triunfamos, después tenemos que asegurarnos de remplazarlos con otra cosa, buenos hábitos.

La lección que les presento es que cuando quiere obtener un resultado y trabaja para conseguirlo, va a sentir inicialmente resistencia interna. Si se mantiene en su empeño, sin embargo, a la larga alcanzará el punto en el que sus acciones positivas superarán la tensión negativa. La banda elástica se romperá y usted irá volando hacia su resultado deseado. Esperemos que la tensión no sea demasiado fuerte.

A eso se reduce la motivación: a contrarrestar la tensión negativa que trata de halarlo hacia atrás con acción positiva que lo hale hacia delante. Esta parte del libro le enseñará algunas formas de liberarse de la banda elástica.

LO BÁSICO HASTA AHORA . . .

▌ No existe tal cosa como "una solución rápida" para un estilo de vida saludable. ¿Cuál es la buena noticia? Cuanto más trabaje en ello, más fácil se vuelve con el tiempo.

▌ La tensión parece mala, pero puede ser una cosa buena, una vez que aprenda a dominar su poder.

▌ Si se mantiene en el rumbo por un buen tiempo, alcanzará un punto en el que supere la tensión negativa y alcanzará sus metas más rápidamente.

Entonces, ¿Qué lo Retiene?

Típicamente hay tres cosas que nos atan a nuestros viejos hábitos: el miedo, las excusas y los autodiálogos negativos.

#1. El Miedo Mismo

Cierta cantidad de miedo es buena. ¿Tiene miedo de cruzar corriendo una carretera interestatal con mucho tráfico a la hora pico? Eso es miedo saludable. ¿Tiene miedo de caminar cerca del borde de un edificio alto con los ojos tapados? Otro miedo saludable. Si los seres humanos no estuvieran programados con cierta cantidad de miedo, no habríamos sobrevivido la época prehistórica.

Muchos miedos, sin embargo, no se fundan en la realidad. Y esos miedos son los que le impiden intentar hacer las cosas. "Fracasé antes," puede decir usted. "¿Por qué me haría esto a mí mismo de nuevo?." Una vez que sus miedos se refuerzan, podría preguntar: "¿Por qué debería preocuparme, en primer lugar?"

El hecho es que usted puede elegir. Necesita pensar sobre lo que lo está reteniendo en lugar de ser dominado por el miedo. Aquí tiene un acrónimo en el que pienso cuando empiezo a ver sombras en la pared:

FEAR (Miedo) = Falsas Expectativas Aparentemente Reales

La mayoría de las veces, a eso es a lo que usted le tiene miedo: expectativas falsas. *Nunca lo terminaré. No funcionará para mí. No lo podré hacer.* No son todas verdad. Hay fantasmas que fácilmente se ahuyentan con un poco de pensamiento positivo. Pero quedar atrapado en una perpetua espiral hacia abajo de pensamiento negativo bloqueará su capacidad de pensar completamente en un problema y producir una solución. El miedo retendrá lo que verdaderamente lo puede ayudar.

Su deseo de alcanzar el resultado—un cuerpo más esbelto, más saludable—debe ser más fuerte que el miedo que lo retiene. Va a haber cierta cantidad de incomodidad en abordar cualquier meta. Su deseo debe ser más fuerte. Si usted puede hacer ese deseo suficientemente real—cristalizarlo en su mente—será capaz de superar su miedo.

#2. Excusas y Más Excusas

¿Quiere saber la diferencia entre los que logran las cosas y los que no? Está en la forma en que enfrentan las situaciones negativas de su vida. Los que no logran las cosas utilizan su situación como una excusa para rendirse; los que las logran utilizan su situación como una razón para cambiar.

En la superficie, las excusas pueden parecer perfectamente saludables—"sencillamente soy demasiado gordo"; "he hecho esto antes"; "no tengo tiempo de comer bien o de entrenar"—pero son obstáculos hacia el éxito sin fundamento. La mayoría de los fabricantes de excusas se encuentran a sí mismos esperando por algo que cambie en el universo antes de cambiar ellos, algo como: "Perderé cinco libras, después iré al gimnasio." Ésa es una excusa. ¿Por qué no empezar ahora?

Consejo de Motivación #1

Una excusa es una muleta psicológica. Le permite a usted una forma cómoda de posponer una acción que sabe que en realidad debería emprender hoy. Cuando actúa inmediatamente, siempre se siente mejor consigo mismo después.

#3. Autodiálogo Negativo

Hay voces dentro de mi cabeza. También dentro de la suya.

No llame a un psiquiatra todavía. Todo el mundo escucha voces interiores. Me refiero a la charla mental que todos tenemos funcionando—qué como hoy...mmm, este durazno tiene buen aspecto...ay, una mota en mis pantalones...vamos...a la basura ...¿en qué estaba pensando?...ah, sí, comida—todo el tiempo, veinticuatro horas, siete días a la semana. Esta charla mental puede ser positiva o negativa.

Desafortunadamente, la charla negativa es lo habitual para la mayoría de las personas, a menos que tengan el cuidado de controlar su diálogo interior. Algunos nos maltratamos—*No soy bueno para esto* o *No puedo hacer nada bien*—lo que a veces es el eco de alguien de nuestro pasado, un maestro de escuela o un adulto hipercrítico. Usted lo dice muchas veces y empieza a creerlo. La motivación se rompe cuando usted mantiene un autodiálogo negativo.

Es parecido a programar una computadora, ¿Cómo es el dicho de Silicon Valley? Basura adentro, basura afuera. Pero éste no es un concepto nuevo. Uno de mis escritores motivadores favorito, James Allen, escribió más o menos la misma idea en los años ochenta en *Como Piensa un Hombre (As a Man Thinketh)*. Allen describe la mente como un jardín. Usted puede plantar semillas positivas (pensamientos) en el suelo fértil y recibir resultados positivos o puede plantar semillas negativas en el suelo que no produce nada sino resultados negativos. O puede no plantar nada, en cuyo caso tendrá un jardín lleno de malas hierbas.

El autodiálogo puede estar derrotándolo. Siempre que surja un pensamiento negativo en su cabeza, necesita remplazarlo por uno positivo. Incluso si parece un esfuerzo inútil al comienzo, manténgase en ello. A la larga se volverá más fácil.

Liberarse de los Malos Hábitos

¿Cuánto tiempo toma romper o cambiar un mal hábito? Por experiencia propia sé que lleva aproximadamente un mes establecer un nuevo hábito. Si usted puede mantenerse en mi programa el primer mes, es probable que se convierta en un hábito para usted.

Lo que estoy pidiendo no es una prueba de su resistencia, algo que querrá terminar lo antes posible. Le estoy pidiendo mirar su vida de forma diferente, un cambio de paradigma. En lugar de ver los entrenamientos y un plan sensato de nutrición como un penoso trabajo temporal que hay que soportar durante doce semanas, véalo como una inversión personal.

Digamos que en el pasado intentó ponerse en forma, pero cayó en el hábito de escaparse de sus rutinas de entrenamiento de vez en cuando. Esto puede llevar a un estancamiento en su rutina, o al final, a que opte por no continuar con su afiliación al gimnasio. ¿Cómo mejorar la situación? Haga un compromiso de entrenar a primera hora en la mañana, no importa lo cansado que se sienta. Comprométase a eso sólo por un mes.

Durante la primera semana, esto será muy duro. No se va a sentir contento en las mañanas. Probablemente necesitará darse ánimo.

La segunda semana, será difícil aún. Lo siento.

Pero en las semanas tres y cuatro, notará que empieza a ser más fácil y natural entrenar a primera hora. Empezará a ser parte de su "ser interno," sí, ese soy yo, el Sr. o la Sra. Entrena Todas las Mañanas.

Una vez que empieza a decirse a usted mismo que ha remplazado con éxito el hábito negativo (saltarse entrenamientos) por uno positivo (hacer los ejercicios todos los días), de hecho notará un cambio de 180 grados. Una vez que está entrenando regularmente, realmente se sentirá deprimido si se *salta* un entrenamiento. Su cuerpo se ha acostumbrado a esa liberación diaria de endorfinas euforizantes (químicos cerebrales para sentirse bien). Esa sensación negativa puede de hecho reforzar su nuevo hábito positivo.

La constancia es la clave para cambiar un hábito negativo. Usted debe hacer el compromiso de hacer algo por su condición física todos los días, día tras día, semana tras semana, mes tras mes. Muchas personas comienzan programas de acondicionamiento o dieta y los abandonan después de unos días o semanas. Pasa un periodo de tiempo y pierden los resultados que obtuvieron durante su explosión de entusiasmo inicial, y se embarcan en otro programa de acondicionamiento o dieta. Esta serie de comienzos y

LO ESENCIAL HASTA AHORA . . .

▌ El miedo, las excusas y el autodiálogo negativo son las tres fuerzas más comunes que le impiden alcanzar sus metas.

▌ Una vez que reemplace un hábito negativo por uno positivo, ese hábito positivo se convertirá en parte de su "ser interno."

▌ La clave está en la constancia. Si usted puede mantener el programa por al menos unas semanas, reforzará sus hábitos positivos, haciendo mucho más fácil mantenerse en él.

paradas detiene su progreso. Por otra parte, si hiciera una inversión en usted mismo todos los días, imagine los resultados que obtendría.

Ahora que reconoce contra lo que lucha—sus miedos, excusas y autodiálogo negativo—hablemos de las cinco formas específicas en que puede derrotar los obstáculos y alcanzar su resultado deseado.

Paso #1: Establezca Metas Realistas

Todo viaje empieza con una meta. Es mucho más fácil si tiene una meta *realista*.

Puede que se diga a usted mismo: *Bien, ¡voy a perder veinte libras en dos semanas y a bajar tres tallas de cinturón!* Ésa es una meta ambiciosa. Pero a menos que sepa lo que es fisiológicamente posible, se estará encaminando hacìa el fracaso. No quisiera que usted se pusiera una meta que es casi imposible de alcanzar o que se alcance de una manera muy poco saludable. El hecho es que si usted pierde más de dos o tres libras por semana, acaba quemando tejido musculoso y reduciendo su metabolismo. Además, se sentirá desvalido y más tentado a comer sin medida.

Usted puede perder saludablemente unas dos o tres libras de grasa por semana sin aguantar hambre o perder músculo. Así que, en doce semanas, usted debe perder de quince a treinta y cinco libras de grasa. Cuánto, depende de lo bien que coma y se ejercite. No me sorprendería si, en el curso del programa de Cuerpo Esbelto, usted añadiera diez libras de músculo mientras simultáneamente pierde veinte libras de grasa corporal. Como descubriremos pronto, el músculo es algo bueno, que le da forma a su cuerpo en los lugares correctos.

Consejo de Motivación #2

Siempre ayuda darse un límite de tiempo para alcanzar resultados. Cuando usted se hace responsable con un horario fijo, sentirá que tiene un propósito y un compromiso con su proyecto.

¡Saque El Bolígrafo! (Parte I)

Las encuestas han mostrado que sólo un pequeño porcentaje de personas anotan realmente las metas de su vida. La gran mayoría sigue adelante sin plan alguno.

Es muy importante anotar una meta y fijar fechas topes. Establecer metas le da un objetivo claramente definido para elaborar una rutina en torno a él. Además, anotarlo lo hace real. Tenemos miles de pensamientos que pasan por nuestra mente todos los días. Pero cuando anotamos algo y lo ponemos en un lugar donde podemos verlo, hemos dado el primer paso hacia asimilarlo. No sea tímido o tenga miedo de establecer esas metas. Póngalas en el papel.

Lo digo en serio. Ahora mismo. Aquí, en este libro. (Si no quiere escribir en su libro, fotocopie esta página o utilice dos tarjetas).

Escriba sus metas para el programa de doce semanas y después para el año próximo. ¿Qué le gustaría lograr?

MI META PARA DOCE SEMANAS:

Un modelo de meta: "Quiero perder veinte libras de grasa, añadir cinco libras de tejido musculoso, reducir dos pulgadas de cintura y añadir media pulgada a mis brazos o mis piernas."

MI META PARA DOCE MESES:

Un modelo de meta: "Quiero perder cuarenta libras de grasa, reducir mi porcentaje de grasa quince puntos y lograr ese abdomen definido que siempre he querido."

Gracias por dar este primer paso. Es más importante de lo que pueda creer. Ahora, pasemos a la siguiente clave de motivación.

Paso #2: Vuelva a Tomar el Control de su Mente

¿Ha oído alguna vez una canción—incluso una canción que odia—y después no puede quitársela de la cabeza? Es asombroso cómo el cerebro absorbe información. Usted piensa: *Hombre, odio esta canción. Realmente la odio, la odio. Me gustaría que dejaran de tocarla.* Su cerebro absorbe: *canción, canción, canción.* De repente, esa canción pasa por su cabeza todo el tiempo. Lo que es realmente horrible si resulta que la canción es "Afternoon Delight" (Placer de la tarde).

La lección: nunca subestime el poder de la sugestión, o de su mente, da lo mismo. Por eso es importante arrancar esos pensamientos negativos, contraproducentes, y remplazarlos por pensamientos positivos, de logro. En lugar de decir: *No soy bueno,* diga: *Estoy mejorando cada día.* Cuando el pensamiento negativo vuelva a su cabeza, sáquelo de nuevo. Después de un tiempo se vuelve más fácil, cuesta menos esfuerzo. Con el tiempo tendrá menos pensamientos negativos.

Las autoafirmaciones positivas son pequeñas cadenas de palabras que describen positivamente sus resultados deseados o metas. Sus frases de autoafirmación positiva se convierten en un mantra que usted se repite a sí mismo en momentos claves durante el día. Por medio de la repetición, su subconsciente asimila e interioriza sus metas. Su cerebro estará trabajando en ellas incluso cuando no esté pensando conscientemente en ellas y su autoafirmación guiará todos sus movimientos hacia sus metas.

Así pues, ¿cómo escribir y utilizar una autoafirmación positiva?

1. *Asegúrese de que sus autoafirmaciones positivas son... bueno, positivas.* En lugar de decir: No voy a comer comida basura, diga: Voy a comer sólo comida sin grasa. Lo que ocurre es que su cerebro no reconoce la palabra "no," escucha "comida basura." Cuando usted dice: No voy a comer comida basura, su cerebro piensa: Mmmm, papas fritas, me comería unas cuantas ahora.

2. *Póngala en presente, como si ya la estuviera logrando.* De otra forma su cerebro pondrá la afirmación en su lista de tareas a largo plazo, que ha estado cogiendo

polvo en alguna parte de su memoria desde 1989. Por ejemplo, diga: Estoy perdiendo diez libras de grasa en lugar de Perderé diez libras de grasa.

3. *Comprométase a repetir sus mantras al menos durante un mes.* De nuevo, ésa es la cantidad de tiempo que toma desarrollar un hábito. No renuncie si no empieza a ver resultados en 48 horas. Es como hacer ejercicios sólo dos veces y decir: Oye, mis brazos no crecen. ¿Qué diablos pasa aquí? ¡He estado en este programa dos días completos! De la misma manera, plantar pensamientos positivos exigirá más que unas cuantas repeticiones sin mucha convicción.

Al principio usted va a decir: "No es en serio. Esto es absurdo." Eso es normal. Vivimos en una era de sarcasmo y cinismo. Pero no necesita repetirse a usted mismo su autoafirmación en voz alta diez veces. Simplemente manténgala en su mente lo más posible.

Confíe en mí: si dice la bendita frase lo suficientemente, le prometo que su mente va a absorber los datos y encontrar una forma de plantarlos en su subconsciente. Y después se manifestará físicamente.

¡Saque el Bolígrafo! (Parte II)

Usted ya tiene sus metas anotadas. Ahora, en una tarjeta aparte, escriba una autoafirmación. Manténgala a mano de forma que tenga acceso a ella todos los días.

MI AUTOAFIRMACIÓN:

Sea específico. No anote algo vago como: "Me estoy poniendo en forma." En vez de eso escriba:

"Estoy perdiendo diez libras de grasa. Y estoy perdiendo dos pulgadas de cintura."

O:

"Estoy perdiendo veinte libras de grasa y voy de una talla 9 de vestido a una talla 5."

¿Tiene algo en mente? Bien, ahora haga tres copias y...

1. Pegue una en el espejo del baño.
2. Pegue otra en su mesita de noche.
3. Ponga la tercera en su bolso o su billetera, donde pueda referirse a ella.

¿Por qué estos tres lugares? La gente generalmente empieza el día en el baño. Usted se despierta, se mira al espejo y dice: "Hola-guapo" y se cepilla los dientes. Entonces es cuando debe leer esa autoafirmación. Es importante porque al principio del día cuando sale del sueño, está en una zona gris. En ese momento su subconsciente es muy permeable a la instrucción y a la sugestión.

Piense en esa meta en la ducha, ¿qué más va a hacer? ¿Leer el periódico? Durante el día, si se sorprende necesitando un empujón, mire su autoafirmación. Después por la noche, antes de dormirse, mírelo de nuevo. Su subconsciente trabajará en el reto que usted le ha dado, incluso cuando esté durmiendo.

Paso #3: Busque un Compañero de Entrenamiento

Diversión. Es lo único que le falta al ejercicio en estos días. Cuando éramos niños siempre había un fuerte elemento de juego en los deportes. Usted puede haber estado intentando aniquilar al pequeño Jeffy con un balón, pero también estaba corriendo como un loco, ejercitando los músculos y bombeando sangre y oxígeno por todo su cuerpo. Era una delgada y malvada máquina que lanzaba balones sin piedad.

Pero ahora somos adultos. ¿Y en qué piensa la gente cuando piensan en el "ejercicio"? Entrenamiento de resistencia, levantamiento de pesas, andar en bicicleta. Para algunos, esas actividades no son muy divertidas. Especialmente si las hace solo. ¿Así que cómo puede hacerlas más divertidas? Busque un compañero de entrenamiento.

Lo ideal sería alguien que comparta su entusiasmo, sus metas, e incluso que se inscriba al programa de un Cuerpo Esbelto con usted. Tener un compañero de entrenamiento lo hace a usted responsable, es menos probable que deje pasar una rutina de entrenamiento.

En segundo lugar, su compañero de entrenamiento puede ayudar a motivarlo. Nadie está completamente animado todos los días. Puede haber un día en el que usted no tenga ganas de entrenar, pero si se arrastra al gimnasio de todas formas, su compañero puede agarrarlo por los pantaloncillos y sacudirle el polvo. Antes de que se dé cuenta, ya ha entrado en el juego, su sangre está bombeando y se siente bien de nuevo.

El compañero de ejercicios ideal es aquel que llega a tiempo y es motivador, no negativo. Escoja a alguien que comparta metas parecidas y que sea igual a usted en cuanto a condición y fuerza.

Si no puede encontrar o no quiere un compañero de entrenamiento, yo puedo ayudar. Puede usted contar conmigo todas las semanas para darle apoyo gratuito en el sitio web de entrenamiento de Cuerpo Esbelto (www.leanbodycoach.com).

Paso #4: Obtenga Resultados

Usted ha seleccionado una meta realista. Ha recuperado el control de su mente. Ha encontrado incluso un compañero de entrenamiento. ¿Cuál es el paso siguiente? Disfrutar de su rutina de la Promesa de un Cuerpo Esbelto.

Eso es; utilicé la palabra "disfrutar." Es vital que usted haga la unión mental entre este programa y "la diversión." Si está haciendo todo este trabajo pesado sin obtener ningún placer durante esas doce semanas, va a serle difícil continuar. Va a enfocar esto sólo como más esfuerzo de dieta y ejercicio; algo que tiene que *sobrevivir* en lugar de *vivir*.

¿Así que dónde está la diversión? En las recompensas, querido.

Por "recompensas" me refiero a los triunfos diarios y semanales, no sólo su meta de doce semanas, un año o de toda la vida. Estoy hablando de disfrutar la sensación de su cuerpo trabajando y sudando. Y finalmente, me refiero a los pequeños cambios en su

Consejo de Motivación #4

No hay nada como su primera dosis de resultados positivos para darse cuenta de que puede alcanzar sus metas. El truco para hacer un cambio de estilo de vida es recibir resultados positivos constantes. Cierto, no podemos ganar competencias físicas o concursos en bikini todos los días. Pero ver su porcentaje de grasa corporal bajar regularmente puede ser igual de inspirador.

cuerpo que pueden ser medidos y saboreados. Esto es a lo que llamo "resultado" y es el alma de la motivación.

Para que su progreso sea continuamente satisfactorio, es importante medirlo...repetidamente. Y, como principiante, usted tiene que buscar el tiempo suficiente para alcanzar al menos esa primera etapa en la que ve los frutos físicos de su trabajo. Si aguanta suficiente tiempo como para ver la primera oleada de resultados, muy probablemente se mantendrá a largo plazo. *Dios mío,* se dirá usted. *¡Peso cinco libras menos!* Ésa es la recompensa. De repente, quiere hacerlo de nuevo.

Los resultados se pueden medir de muchas maneras. La más obvia es su imagen en el espejo, pero chequear su progreso de esa forma puede ser duro, porque los cambios tienden a ser graduales y difíciles de ver.

Una forma preferible de chequear sus resultados es tomar las medidas físicas que le darán el verdadero progreso. Aquí tiene cinco de las mejores maneras:

1.   *Mida la grasa corporal.* Este método estima qué cantidad de su tejido corporal es grasa. La medida es especialmente útil porque puede decirle cuándo está bajando grasa corporal, a diferencia del peso total. Necesitará un juego de calibradores de grasa corporal, pero afortunadamente, he hecho esto fácil y barato para usted. Mire el apéndice D para una oferta especial para lectores de este libro, así como instrucciones sencillas sobre cómo utilizarlos.

Es importante no apegarse a las medidas absolutas dadas por los calibradores de grasa corporal; es sólo una cantidad estimada. Pero usted deberá prestar atención a cómo ese número cambia de semana en semana. El cambio relativo en números será exacto, siempre que las medidas sean tomadas de la misma manera cada vez.

2.   *Súbase a una báscula.* Todos conocemos esta tradición consagrada, pero la parte mala es que no puede distinguir músculo y grasa, es sólo un peso total. Después de todo, usted puede cortarse un brazo y perder veinticinco libras instantáneamente. En vez de eso, combine su medida de grasa corporal con una medida del peso y tendrá una imagen más clara de su Cuerpo Esbelto que está emergiendo.

Permítame darle un ejemplo. Digamos que usted mide su índice de grasa corporal utilizando los calibradores y es veinticinco por ciento. A continuación, se sube a una báscula y pesa doscientas libras.

Para calcular cuánto de su cuerpo es grasa y cuanto es músculo, haga una sencilla operación matemática:

$$\text{Libras de grasa corporal} = \text{peso corporal} \times \text{índice de grasa corporal}$$
$$= 200 \times 0.25$$
$$= 50 \text{ libras de grasa}$$

Ahora sencillamente reste las libras de grasa corporal de su peso total, y sabra cuánto de usted es magro: 150 libras. Fácil, ¿verdad? Al combinar esos dos métodos, usted puede ver sus resultados mucho más claramente que con una mirada rápida en el espejo. Vea el Apéndice D para la "Tabla de Seguimiento del Éxito."

3.   *Desenrolle la cinta métrica.* Tome un simple metro de sastrería y mida alrededor de sus brazos, muslos, tobillos, cintura, pecho y hombros para tomar nota de su progreso en una tabla de semana en semana.

4.   *Tome nota de las pesas con las que está entrenando.* Si está levantando cincuenta libras una semana y luego sesenta libras tres semanas después, ese es un gran resul-

tado positivo. Saboréelo. Presuma con sus amigos. Puede utilizar la tabla de la página 204 para anotar los cambios.

5. *Tome fotos.* En lugar de mirarse en el espejo, utilice la fotografía para medir el cambio. Tomando unas cuantas fotos a intervalos regulares durante el programa de Cuerpo Esbelto, puede estimar su progreso. Tome fotos de frente, de espalda y de lado en el mismo lugar y a la misma distancia de la cámara.

¿Por qué fotos? Porque aunque a veces nosotros olvidamos, las fotos no. Es fácil sentirse frustrado y pensar que no está cambiando lo suficientemente rápido. Pero las fotografías podrían revelar lo contrario, está haciendo progresos estelares, y más rápido de lo que usted cree.

Limite sus medidas a una vez por semana para suavizar las fluctuaciones físicas diarias que son naturales y obtener una medida más exacta de su progreso.

¡Saque el Bolígrafo! (Parte III)

Usted ha escrito sus metas. Ha escrito sus autoafirmaciones. Su tercera tarea escrita, ¿clase? Su calendario y su diario de entrenamiento, que pueden encontrarse en los apéndices en la parte de atrás de este libro.

Después de que haya leído la Quinta Parte (Rutina de Entrenamiento), anote los días que planea entrenar durante las próximas doce semanas (mire el Planeador Mensual de Entrenamiento de las páginas 210–211). Descubrirá que es mejor mantener un control de sus entrenamientos en un calendario. Además, da gran satisfacción marcar los entrenamientos hechos. Cada vez que marque uno, será una causa de celebración.

También puede que quiera llevar un diario de entrenamiento para seguir la cuenta de qué tipo de ejercicios está haciendo, cómo se sentía un día particular, qué comió, o cualquier número de factores relacionados (vea el Planeador de Éxito de Entrenamiento Diario de las páginas 204–205). Si es tan dado a los detalles, lo animo a que dedique unos minutos cada día a llevar este diario. Al final de cada semana, podrá revisar el diario y ver patrones que podrían servirle de ayuda.

Paso #5: Haga que el Fracaso Trabaje para Usted

Fracasar no es una condición terminal. Es un proceso. Cómo interpretamos los fracasos y actuamos con respecto a ellos determinará si continuaremos fracasando o superaremos nuestros obstáculos temporales para convertirlos en éxito.

¿Qué quiero decir con que el fracaso es un proceso? El fracaso no es una condición permanente a menos que lo dejemos convertirse en una condición permanente.

¿Qué significa eso? Cuando los triunfadores fracasan, sólo lo ven como un destello en el radar, no un patrón de toda la vida. No se maltratan con autodiálogos negativos. Se niegan a pensar en sí mismos como fracasados. ¿Recuerda el poder del autodiálogo positivo? Así es como los triunfadores lo hacen: tomando los negativos y aplastándolos completamente o apartándolos de un golpe.

Consejo de Motivación #5

Un revés no significa el final del camino. De hecho, el fracaso puede ser el arma más poderosa de su arsenal, si sabe cómo usar su poder. Los reveses son solamente oportunidades disfrazadas.

Nunca se diga a usted mismo: *Soy un fracaso.* En lugar de eso diga: *He fracasado esta vez, pero voy a hacer algo para remediarlo.* La cuestión no es si tendrá problemas, porque los tendrá. Es cómo maneja sus problemas cuando surgen lo que determinará sus resultados. Cuando usted fracasa, tiene que luchar contra el autodiálogo negativo. En vez de caer en él, diga: *Puedo hacer las cosas mejor. ¡Ahora voy a levantarme y volver a la pista!* Si usted rompe su dieta o deja pasar un entrenamiento, no se desanime, simplemente vuelva al punto donde lo dejó.

Con un cambio de estilo de vida como el de la Promesa de un Cuerpo Esbelto, los pequeños errores y pasos hacia atrás significan menos. En el esquema general de las cosas, no es tan devastador.

Muy bien, ¡Guarde su Bolígrafo!

Le pedí escribir mucho en este capítulo. Ahora puede relajarse y dejar la pluma a un lado. Tengo una cosa más para que escriba, pero no necesitará tinta.

Quiero que escriba sus metas en su corazón. ¿Qué quiero decir con eso? Para asimilar verdaderamente una meta, tiene que hacer más que anotarla en una hoja de papel. Tiene que practicar las claves motivadoras que hay en este libro diariamente. Juntas, la autoafirmación positiva y el resultado físico pueden cambiar toda visión de su vida física y mental. Estas herramientas lo ayudarán a interiorizar y fortalecer sus deseos. Y una vez que usted desee fuertemente esa meta—cuando la quiere más de lo que quiere volver a sus viejos hábitos—puede considerar que está escrita en su corazón.

Finalmente, hay otra forma de escribir algo en su corazón: conéctelo con personas que ya están en su corazón.

Si tiene una pareja o una familia que depende de usted, es vital que se ocupe de usted mismo. Si se viene abajo, toda su familia está en peligro. Si usted no quiere hacerlo por usted mismo, hágalo por su familia. Hágalo porque verse bien y sentirse sano lo hará más feliz en sus relaciones y más productivo en el trabajo; inspirará a los demás a hacer lo mismo.

De hecho, lo animo a compartir este libro con un amigo o un vecino. Usted también puede ser un "promotor del acondicionamiento físico." Cuando usted ayuda a los que lo rodean cambia su vida para bien, cosecha las recompensas diez veces en su propia vida. Lo sé, ésta es probablemente la lección de vida más vieja de este libro, pero es completamente verdadera. No puedo decirle lo contento que estoy de hacer esto para ganarme la vida, y de que usted esté aquí ahora, listo para hacer este viaje conmigo.

CUARTA PARTE

El Plan de Comida

Póngase la servilleta en el cuello. Agarre el tenedor y el cuchillo. Es hora de comer. Y créame, con el Plan de Comida de un Cuerpo Esbelto, va a comer *mucho*.

¿Qué? ¿Puede ser cierto eso? Quizá ha mirado nuevamente la portada, sólo para asegurarse de que no ha tomado accidentalmente un libro de cocina del chef Emeril Lagasse por error. No se preocupe. Es todavía *La Promesa de un Cuerpo Esbelto,* y todavía estoy hablando de cómo puede usted perder libras de grasa. Pero apuesto a que no esperaba que yo le dijera que para perder peso, va a tener que comer más de lo que nunca ha comido antes.

Por supuesto, el plan no es todo sobre comida. La nutrición y el ejercicio son como las dos ruedas de una bicicleta: si ambas están en buen estado, la bicicleta lo llevará a cualquier parte que quiera ir. Sin embargo, si una u otra está dañada, se quedará atascado en la puerta de entrada de su casa. Es lo mismo con su cuerpo. La nutrición y el ejercicio trabajan mano a mano para construir músculo, quemar grasa corporal y aumentar la salud y la energía. La Promesa de un Cuerpo Esbelto se basa en el principio de Banex (ejercicio y nutrición balanceados). En esta sección, aprenderá cómo comer—más de lo que cree—de modo que le eche combustible a su máquina de quemar grasa para lograr los resultados más rápidos posibles. Aprenderá a balancear las proteínas, los carbohidratos y las grasas para hacer comidas que lo fortalecerán y transformarán su cuerpo.

El Plan de Comida de un Cuerpo Esbelto es lo suficientemente sencillo para que lo siga durante el resto de su vida, no hay que pesar ni medir los alimentos. Prepárese a disfrutar lo que posiblemente sea el programa de nutrición más fácil de manejar y desarrollador del metabolismo que usted haya encontrado. Nunca tendrá que imaginar qué comer de nuevo. Y nunca tendrá hambre de nuevo.

Olvide Todo lo que Sabe Sobre Comer

Digamos que usted lleva una vida sedentaria, el cubículo de la oficina en el día, el sofá delante del televisor por la noche con papas fritas y cerveza fría al lado. Como resultado de eso, se ha vuelto . . . bueno, para usar el término educado, *alguien con un poco de sobrepeso.* ¿A quién debería culpar? Podría señalar a las compañís de comida rápida y a los fabricantes de comida basura por producir el material que lo hizo la persona (y media) que usted es ahora. Podría culpar al gobierno por no darle una orientación clara sobre como llevar un estilo de vida saludable. O podría culpar a la sociedad moderna por apoyar una vida llena de gratificaciones instantáneas y de trabajo y diversión sedentarios. Podría incluso volver ese dedo hacia usted mismo y decir: *Quizá no necesitaba terminar toda esa bolsa de papas fritas con sabor a cebolla y crema en una sentada.*

Si usted culpa a cualquiera de los anteriores estaría equivocado. ¿Quiere saber a quién culpar? A su propio cuerpo.

No a *usted.* A su *cuerpo.* Hay una distinción. Su cuerpo tiene una agenda diferente de la suya. Sus metas podrían incluir ser un miembro productivo de la sociedad, divertirse, verse y sentirse bien, y ocasionalmente ponerse en una posición de perpetuar la especie. ¿Su cuerpo? No le importa ninguna de esas cosas, excepto quizás la última. No, su cuerpo tiene una sola cosa en la lista de tareas: sobrevivir. Y a veces las metas de usted entran en conflicto con esa meta singular.

En breve, su cuerpo quiere recoger tanta comida como sea posible y comerla toda. Lo que no puede utilizar inmediatamente será almacenado en forma de grasa. Su cuerpo no sabe de dónde va a venir su próxima comida. No tiene idea de que hay un supermercado completamente abastecido en la calle, o un refrigerador lleno de comida en la cocina. Su cuerpo no es exactamente inteligente. De hecho, es más bien el equivalente bioquímico del personaje Forrest Gump.

En la época prehistórica, era cuestión de banquete o hambruna, y los que sobrevivían eran los mejor adaptados a almacenar energía para los tiempos de hambruna. Para llevarlo a usted a comer los alimentos ricos en calorías necesarios para la supervivencia su cuerpo libera en el cerebro un químico parecido a los opiáceos, llamado dopamina, siempre que come alimentos con alto valor calórico. Es una recompensa de droga, pura y sencilla.

El problema es que en el mundo moderno no tenemos que almacenar la comida como grasa. No podemos apagar estos mecanismos de supervivencia, aunque tenemos una provisión abundante de alimentos. Su cuerpo quiere almacenar grasa para el invierno; usted quiere verse bien con ese nuevo par de jeans que compró. Su cuerpo quiere

¿No es cierto que si como menos adelgazaré?

Ocurrirán muchas cosas malas si usted deja de comer. Su nivel de azúcar en la sangre bajará y eso disparará su apetito. Tendrá antojos de comida. Si no come durante un tiempo lo suficientemente largo, su mecanismo de supervivencia se disparará y su metabolismo disminuirá para conservar energía. Usted se convertirá en una máquina con una misión: conseguir la próxima comida. La gente comete este error todo el tiempo cuando dice: *No lo entiendo. Estoy haciendo ejercicio, no estoy comiendo, y aún estoy gordo.* No se dan cuenta.

que usted vaya a ese restaurante de comida rápida y que en casa se coma un biscocho Twinkie; usted quiere asegurarse de que puede atraer a un miembro del sexo opuesto.

¿Qué se supone que usted haga?

Estar Sobregirado es Bueno

Usted tiene que superar en inteligencia a su cuerpo. Después de todo, usted es la mente ¿verdad? Su cuerpo es sólo un mecanismo orgánico de músculos, huesos, tejidos, piel, sangre, agua y pelo. Mostremos al cuerpo quién es el jefe.

Para vencer al cuerpo es importante saber cómo funciona. En muchas formas, su cuerpo funciona como una cuenta bancaria. Al comer, usted está haciendo un depósito de calorías. Una caloría es básicamente una unidad de medida que representa el valor energético de la comida. Las calorías son como dólares: sin ellas, su cuenta bancaria (su cuerpo) dejará de funcionar. Entonces su metabolismo—el número de calorías que toma mantener el corazón latiendo, los pulmones funcionando, todas las células del cuerpo en marcha y el cerebro andando—hace retiros periódicos. Y hacer ejercicio es como firmar un cheque de mucha cantidad.

El secreto es hacer que esos cheques de calorías sean incobrables. Al contrario que en las finanzas, usted en realidad *quiere* estar sobregirado, porque de esa manera su cuerpo sacará calorías de sus depósitos de grasa. Y eso lo hará perder peso. Su cuerpo no tendrá la oportunidad de almacenar esas calorías extra, porque no habrá calorías extra. Tendrá que arreglárselas con lo que usted le da y a la larga tendrá que aprender a confiar en que usted no va a dejar morir de hambre a ninguno de los dos.

Los expertos en acondicionamiento físico y nutrición llaman a esta condición de estar sobregirado un "déficit calórico" (hipocalórico). Ésta es una rara situación en la que el déficit es una cosa buena. Usted no debe alarmar a su cuerpo, porque entonces entrará en el modo de supervivencia, haciendo más lenta su glándula tiroides, congelando su metabolismo y confundiendo a su cerebro hasta que la vida se vuelva desagradable. La meta es sólo un *ligero* déficit, que continúe hasta que se logre el peso óptimo. Hablando desde un punto de vista nutricional, siempre debe estar ligeramente sobregirado.

Metabolismo es una palabra que se usa mucho, y la gente tiene ideas raras respecto a ella. Si tienen exceso de peso, suponen que nacieron con un metabolismo malo. O si tenían un metabolismo acelerado en la universidad—que les permitía comer papas con queso derretido a diestro y siniestro sin engordar una onza—suponen que lo perdieron en algún momento de su edad adulta. Excepto en casos raros, esto sencillamente no es verdad. La mayoría de las personas tienen metabolismos que están perfectamente bien. Sencillamente tienen malos hábitos alimenticios y no hacen ejercicio. Esas personas están dejando que su cuerpo planee qué comer y por tanto están saboteando su sistema de combustión de grasas.

¿Cómo acelerar su metabolismo de forma que usted se convierta en la máquina de combustión de calorías y grasas que era a los diecisiete años? *La clave es desarrollar músculo.* El músculo no está ahí sólo para levantar cajas cuando ayuda a un amigo a mudarse o para impresionar a los niños. Es tejido metabolizador activo, lo que es una forma elegante de decir que quema toneladas de calorías incluso cuando no está haciendo nada. Usted necesita mucho músculo porque eso lo ayudará a quemar grasa incluso cuando está simplemente sentado viendo el show de Jay Leno.

LO ESENCIAL HASTA AHORA . . .

▌ Su cuerpo es como una cuenta bancaria: usted hace depósitos (calorías) y retiros (funciones corporales y ejercicio).

▌ Un déficit calórico—un estado en el cual usted quema más calorías de las que recibe—lo ayudará a perder libras extra.

▌ ¿Cree que tiene un metabolismo malo? Probablemente está bien. Sus hábitos de comida y ejercicio son los que necesitan revisión.

▌ Sus músculos son sus máquinas naturales de quemar grasa. Déles el combustible adecuado, y déles el ejercicio que necesitan, harán la mitad del trabajo por usted.

¿Listo para Comer?

Los alimentos y los patrones alimenticios en el Plan de Comida de un Cuerpo Esbelto alimentan el tejido musculoso magro, que es el horno metabólico de su cuerpo. Pero el plan también agota sus depósitos de grasa al mismo tiempo. Es decir, usted podrá quemar grasa mientras come más comida. De hecho, cuando esté unos cuantos días en el Plan de Comida de un Cuerpo Esbelto no creerá cuánto se espera que coma. *¿Esto es una dieta?* puede que se pregunte. Es demasiado bueno para ser verdad. Pero es verdad. Cuando se empareje con su Plan de Ejercicios de un Cuerpo Esbelto descrito en la proxima parte de este libro, usted va a transformarse en una máquina de combustión de grasa. Su cuerpo anhelante de calorías nunca sabrá lo que lo golpeó.

Primero, veamos si está preparado para el reto. Tengo cuatro preguntas sencillas que hacerle. Si puede contestar *sí* a todas, lo declaro listo para comenzar el Plan de Comida de un Cuerpo Esbelto. Ahí vamos:

1.   *¿Le gustaría comer más a menudo durante el día?* Esta pregunta no es un truco. Tendrá que pasar de comer tres comidas abundantes a cinco más pequeñas repartidas a lo largo del día. (Eso significa tres comidas principales y dos mini-comidas). Aún tomará desayuno, almuerzo y cena, pero añadirá un tentempié (snack) alto en proteínas a media mañana y media tarde.

     ¿Todavía con nosotros? Y qué tal...

2.   *¿Puede comer más alimentos altamente proteínicos como pechuga de pollo y pescado?* Y hay muchos más alimentos proteínicos para escoger, incluso algunos que son extremadamente fáciles de preparar.

     No hay problema, ¿verdad? Aquí va otra...

3.   *¿Puede reducir los postres dulces?* Bien, quizá esta pregunta lo detiene. Podrían estar bailando en su cabeza visiones de dulces y chocolates. Pero no se preocupe: no sufrirá del síndrome de abstinencia. Aún se le permitirá comer sus golosinas favoritas, sólo que con menos frecuencia. Por ejemplo, si usted disfruta de una barra de chocolate cuatro o cinco veces a la semana, hablo de rebajar a una o dos por semana.

     No es tan malo, ¿verdad? Sólo una pregunta más:

4. *¿Puede rebajar los alimentos grasosos y la comida basura?* No se asuste; podrá remplazar tentempiés como papas fritas, galletas y helado por versiones más saludables. (Y si las versiones saludables no le gustan mucho, aún puede comer esas cosas ocasionalmente.)

Si ha dicho *sí* a las cuatro preguntas, ¡felicitaciones! Está listo para dar el próximo paso. La buena noticia es que el Plan de Comida de un Cuerpo Esbelto es tan sencillo que podrá comenzar mañana. O incluso esta noche, si puede hacer un viaje rápido al supermercado a comprar algunas cosas básicas.

Para la segunda semana de este programa, su cuerpo ya habrá cambiado a función combustión de grasa. Usted no tendrá hambre. ¿Listo para empezar?

Escoger Alimentos para un Cuerpo Esbelto

Todo lo que tiene que recordar acerca de comer sanamente es qué, cuánto y cuándo. Primero, veamos qué comerá en el Programa de un Cuerpo Esbelto. Imagine su plato de comida dividido entres partes:

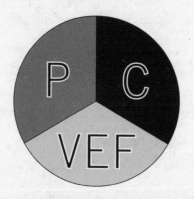

Regla de los tercios
Cubra ⅓ de su plato con una proteína
⅓ con un carbohidrato.
⅓ con una verdura, ensalada o fruta

P = Alimentos proteínicos   C = Carbohidratos   VSF = verduras, ensaladas y fruta

La primera cuña tendrá las proteínas: la parte más importante de cada comida. No importa lo que sea, asegúrese siempre de que haya una proteína en su plato. La segunda cuña tendrá los carbohidratos. Nota importante: no todos los carbohidratos son encarnaciones del mal, y los correctos pueden de hecho ayudarlo a quemar grasas. La tercera cuña tendrá las verduras, ensalada y fruta. Y sí, habrá un poco de espacio para las grasas buenas.

El Plan de Comida de un Cuerpo Esbelto se basa en el consumo balanceado de las tres categorías principales de nutrientes que se encuentran en los alimentos: proteínas, carbohidratos y grasas. Estos nutrientes, conocidos como *macronutrientes,* proporcionan el material que su cuerpo necesita para su energía y reparación. El Plan de Comida de un Cuerpo Esbelto es moderado en carbohidratos complejos, moderado en proteínas y bajo en grasas. Planear una comida o mini-comida de Cuerpo Esbelto es tan sencillo como escoger alimentos de cada una de esas categorías, y organizarlos en un plato en tercios. Hablemos de cada una de esas partes con un poco más de profundidad.

Proteínas: Alimento para los Músculos

Las proteínas desarrollan músculo, así que el Plan de Comida de un Cuerpo Esbelto incluye buena cantidad de proteínas. Es importante desarrollar su plan de comida con una base de proteínas porque las proteínas estabilizan el azúcar de la sangre (por tanto disminuyen los antojos), estabilizan el tejido musculoso y aceleran su metabolismo. También es el único macronutriente que proporciona nitrógeno, que sus músculos necesitan para funcionar correctamente.

Aquí tiene su lista de proteínas de un Cuerpo Esbelto. (El pescado que aparece con asteriscos contiene altos niveles de grasa)

claras de huevo o sustitutos de huevo
pechuga de pollo
pechuga de pavo
pechuga molida de pavo magra
bluefish*

bacalao

cangrejo

platija

mero

abadejo

fletán

caballa*

mahi-mahi

orange roughy*

lucio

abadejo

pargo

salmón*

vieiras

camarones

lenguado

pez espada*

atún*

requesón bajo en grasa

polvo de proteína (Carb Watchers, ProPlete, ProV60)

Sustituto de Comida de un Cuerpo Esbelto en polvo (MRP), Batidos listos para tomar (RTD) y Barras

El requesón descremado es estupendo porque contiene caseína, una proteína de la leche que se mueve por el cuerpo lentamente y sacia su apetito. La caseína es también muy rica en aminoácidos que apoyan el tejido musculoso y evitan su agotamiento. Los *Egg Beaters* son otra gran fuente de proteínas. Son sustitutos de los huevos que parecen huevos revueltos reales.

Debe ser cuidadoso con el pescado grasoso como el salmón cuando está comenzando; tiene un poco más de grasa que otros pescados. Personalmente, no como pescado grasoso más de un par de veces a la semana. Aunque está lleno de grasas esenciales saludables, tiene que cuidar las calorías.

Hay algunas fuentes de proteínas que debe evitar. La carne de vaca (buey, res) se consume excesivamente en este país. Si necesita su dosis de carne, escoja los cortes más magros, pero tenga en cuenta que sólo unos pocos cortes entran en esta categoría. Debería limitar las fuentes grasosas de proteínas, incluyendo la carne de res, el cerdo, el cordero y otros productos cárnicos por su gran contenido de grasas saturadas no saludables.

¿Puedo comer todos los carbohidratos por la mañana y después todas las proteínas más tarde, por la noche?

Debe mantener las mismas raciones de alimento en cada comida. Combinar proteínas, carbohidratos y grasas cada vez que come cumple dos funciones: una, asegura suficientes nutrientes para reparar sus músculos y dar energía a su metabolismo. Dos, propicia la estabilidad del azúcar en la sangre y los niveles de insulina, que son condiciones necesarias para una combustión de grasas óptima.

Carbohidratos: Energía para el Cerebro y los Músculos

Los carbohidratos necesitan un mejor equipo de relaciones públicas.

No hay macronutriente que haya sido más vilipendiado que los pobres carbohidratos. Incluso la grasa—el supervillano de la nutrición—ha gozado un aumento de popularidad en los últimos años, gracias a aduladoras historias de primera página en *The New York Times Magazine* y *The Wall Street Journal*. Pero todos los carbohidratos han sido agrupados en la misma malvada categoría y culpados de la epidemia de peso que circula por toda la nación.

Esto es una vergüenza porque su cerebro funciona con carbohidratos. La materia gris necesita cierta cantidad de glucosa—un término elegante para el azúcar que se encuentra en la sangre—para funcionar adecuadamente. Si no lo obtiene de los carbohidratos de su dieta, su cuerpo empezará a descomponer proteínas, y la proteína que es más fácil de descomponer es el músculo. Y como hemos dicho, el músculo es el horno metabólico que va a ayudarlo a usted a perder la grasa. Así que si usted elimina los carbohidratos, está básicamente rompiendo sus propias máquinas de quemar grasa.

Cuando usted come carbohidratos su cuerpo produce una hormona llamada insulina para ayudar a mantener el azúcar de la sangre dentro de cierto nivel. Pero la insulina también es una hormona poderosa para el almacenamiento de grasa, para que su cuerpo almacene el exceso de azúcar como grasa. Un exceso de insulina hace que su cuerpo almacene el azúcar en exceso como grasa. Para una pérdida de grasa, es deseable mantener sus niveles de insulina bajos y estables.

Las dietas bajas en carbohidratos tales como el Plan Atkins parecen "triunfar" por accidente; es manejo de la insulina por defecto. Prescinda de los carbohidratos—y por supuesto, del azúcar–y así su cuerpo no necesitará liberar tanta insulina.

La verdad es que no todos los carbohidratos son malos. Los carbohidratos simples—como los pasteles, el pan blanco, las galletas y los productos hechos de harina y azúcar refinadas—sí merecen la mala crítica. Adelante. Ponga sus caras en afiches de 'se busca' y persígalos. Pero los carbohidratos compuestos—ñame, lentejas, maíz, arroz— están cortados con el mismo patrón. Estos carbohidratos buenos no sólo le darán la energía que necesita todo el día, sino que lo ayudarán a quemar grasa.

¿Qué separa a los carbohidratos buenos de los malos? Los carbohidratos simples (malos) se convierten en azúcar muy rápidamente. Eso ocurre porque los carbohidratos simples, si los examina a nivel molecular, tienen mucha área superficial, lo que los hace fáciles de descomponer. Los carbohidratos compuestos, por otra parte, no tienen tanta área superficial, así que requieren más digestión y se descomponen más lentamente. La liberación de azúcar en la corriente sanguínea se hace mucho más lentamente, lo que significa que esos niveles de insulina se mantienen más bajos.

Al comer proteínas con los carbohidratos compuestos hará aun más lento el proceso de conversión de carbohidratos a grasa. Por eso nunca debe comer carbohidratos compuestos solos; asócielos siempre con proteínas.

Aquí tiene su lista de carbohidratos compuestos de un Cuerpo Esbelto. Debe limitar los carbohidratos marcados con asterisco.

Cómo los Carbohidratos se Convirtieron en el Enemigo

Échele toda la culpa a la década de los ochenta.

Si usted ya vivía entonces, recordará que la dieta baja en grasa era la moda. La grasa era el enemigo, y debía ser eliminada con extremado prejuicio. ¿Entonces qué quedaba? Las proteínas y los carbohidratos. Los procesadores de alimentos se enloquecieron con los últimos, introduciendo toda clase de productos bajos en grasa. La galleta baja en grasa. El biscocho bajo en grasa. El strudel bajo en grasa. Los pastelitos de harina bajo en grasa.

Tomemos el strudel como ejemplo. El empaque afirma que es 95 por ciento libre de grasa. Suena bien, ¿verdad? El strudel puede no ser rico en grasa, pero está lleno de azúcar procedente de los carbohidratos simples, lo que significa más almacenamiento de grasa. En los ochenta y noventa, las personas se volvieron gordas por confiar excesivamente en los carbohidratos. De ahí que los carbohidratos adquirieran mala fama.

harina de avena

cereal integral cocinado

crema de trigo

arroz integral

arroz salvaje

papas (con piel)

patatas (o camote)

ñame

frijoles

maíz

arvejas

tortas de arroz

lentejas

arvejas de ojo negro

pasta y pan integrales*

tortillas de maíz

Hay aún otra forma de hacer más lenta la liberación de azúcar en la corriente sanguínea a partir de los carbohidratos. Es un método que ha sido transmitido de generación en generación y ha sido pronunciado muy a menudo en la mesa por las madres: "Cómete las verduras."

Grasas Esenciales: Las Grasas Amigas

El último componente de nuestro Plan de Comida de un Cuerpo Esbelto es la grasa. Deje a un lado el agua bendita y el crucifijo. La grasa no es el monstruo que creen los aficionados a lo ultra bajo en grasa.

El consumo de grasa suena como una parte extraña de un plan de dieta, pero me gusta decirles a las personas que necesitan volverse conscientes de la grasa (conscientes del contenido de grasa de su alimento). Como con los carbohidratos, hay grasas buenas y malas. Las grasas malas contienen grandes cantidades de ácidos grasos parcialmente saturados, saturados y translípidos. Los encuentra en los alimentos procesados y fritos, en la carne de vaca, el cerdo, el cordero, el queso, la crema de leche y la mantequilla. ¿Quiere sufrir un shock? Tome los paquetes de sus alimentos favoritos y lea las tablas nutricionales. Todo lo que tenga más de veinte por ciento de calorías de grasa significa que está recargando su cuerpo con más grasa de la que necesita. (Explicaré más respecto a leer esas tablas en busca del contenido de grasa un poco más adelante).

Las grasas buenas, por otra parte, habitualmente contienen ácidos grasos esenciales (AGEs) que nuestro cuerpo no puede elaborar por sí mismo, y que desempeñan un papel prácticamente en toda función corporal.

Aquí tiene ejemplos de grasas saludables:

aceite de linaza

salmón, caballa, sardinas

aceites de pescado

nueces, almendras, anacardos, otras nueces y semillas

aguacates

aceite de oliva

aceitunas

Aún puede ponerse regordete con grasas buenas. No son alimentos libres completamente, pero en pequeñas cantidades son parte importante de su dieta. Desafortunadamente, muchas grasas buenas que se encuentran naturalmente en nuestros alimentos son destruidas durante el procesamiento y la cocción. Para asegurarse de que recibe suficientes grasas buenas en su dieta, añada una cucharada de aceite de linaza, de oliva o un pequeño puñado de nueces a dos o tres de sus comidas diarias. Una tajada de aguacate funciona muy bien también.

Es realmente importante evitar las grasas malas, especialmente las grasas provenientes de animales así como cualquier otro alimento procesado que sea alto en ácidos translípidos, mientras esté en el Plan de Comida de un Cuerpo Esbelto. Estos alimentos pueden causar estragos en su salud. Aquí hay algunos ejemplos de lo que se debe **evitar.**

embutidos, carnes de lunch

carne roja

cerdo

queso

mantequilla

margarina

yemas de huevo

crema de leche

aderezos de ensalada

papas fritas

papitas fritas (en bolsa)

helado

mayonesa

chocolate

La buena noticia: hay muchos sustitutos de estos alimentos (Vea la página 84 para tomar ideas)

>> ¿Cuánta grasa hay en esto, de todos modos?

Con el Plan de Comida de un Cuerpo Esbelto, su ingestión de calorías grasas está limitada a menos del veinte por ciento del total de calorías del día. Esto significa que tiene que tener cuidado de vigilar las grasas ocultas si come comida empacada. Aquí tiene una fórmula fácil para calcular el porcentaje de grasa en determinado alimento. Primero mire la tabla de "Datos Nutricionales" del paquete, después haga una pequeña operación matemática:

1. **Tome los gramos de "grasa por porción" y multiplique por 9.** Si hay 10 gramos de grasa tiene 90 calorías de grasa. (la grasa contiene 9 calorías por gramo).

2. **Divida esas calorías de grasa por el "número total de calorías por porción."** Digamos que hay 200 calorías en una porción. Divida 90 por 200 y le sale 45 por ciento. Esto significa que el producto que tiene en las manos tiene esencialmente 45 por ciento de calorías de grasa. Sí, deje a un lado el strudel.

Pero no necesita una calculadora. Es posible estimarlo más o menos en el supermercado. Mientras tenga los dos números fundamentales (calorías totales y las calorías de grasa) puede calcular rápidamente el contenido de grasa. Si las calorías totales son 100, es fácil; el número de calorías de grasa será el porcentaje. Por ejemplo:

50 calorías

5 calorías de grasa

No es tan malo. Duplique 50 para obtener 100, después duplique 5 para obtener 10, y usted se dará cuenta de que este alimento sólo tiene diez por ciento de calorías grasas. En general, cuanto más grande sea la distancia entre los dos números, mejor. Pero por ejemplo:

300 calorías

260 calorías de grasa

No hay duda, tiene un alimento rico en grasa y no tuvo que sumar siquiera un solo número. Eso es porque los dos números están muy próximos. Con algo de práctica, leer etiquetas le parecera natural. Además, también ayuda a pasar el tiempo durante esas visitas al supermercado.

Ensaladas y Verduras: Comida Libre

Con razón mamá siempre insistía con las verduritas. Las verduras son carbohidratos con fibra con muy pocas calorías utilizables, así que no cuentan en la suma del valor diario de calorías. En otras palabras, puede comer todas las que quiera. Llenan, así que su apetito será saciado por más tiempo. Hacen más lento el proceso digestivo, lo que significa que la absorción de los carbohidratos se vuelve aun más gradual, lo cual es bueno para el proceso de combustión de grasa. Al hacer eso, la fibra ayuda a mantener el azúcar de su sangre estable y su insulina bajo control.

Usted come fibra, pero su cuerpo no la absorbe. (En cierto sentido, sólo está arrendando ese cuenco de hojuelas de fibra que comió al desayuno.) El trabajo mayor de la fibra es hacer un viaje por su cuerpo, recogiendo tanta basura y ácidos grasos y otros depósitos malos como puede, después pasar sin riesgo al otro lado. Piense en la fibra como la "esponjilla brilladora de la naturaleza," que refriega y deja limpios sus intestinos según pasa por su cuerpo. Intestinos limpios significan que usted podrá absorber más nutrientes y vitaminas del alimento saludable que está comiendo.

Aquí tiene su lista de verduras. Las llamo "alimentos libres" porque puede comer tanto como quiera:

lechuga y verduras de hojas verdes

brócoli

coliflor

judías verdes (habichuelas)

zanahorias

espinacas

espárragos

alcachofas

pimientos

tomates

arvejas

repollo

calabacines

pepinos
calabaza
cebollas
champiñones

Las verduras congeladas son mejores que las enlatadas, porque las enlatadas tienden a estar empapadas y contener sal, mientras que las congeladas sencillamente son recogidas, congeladas rápidamente y después enviadas al supermercado. Pero las verduras frescas son mejores y la mejor forma de cocinarlas es al vapor.

Frutas: Postres para un Cuerpo Esbelto

El postre más fácil, más transportable y más sabroso que usted puede comer es la fruta. Éstas no son alimentos libres como las verduras; hay aún muchos azúcares naturales en ellas. Pero también son ricas en fibra, lo que hace más lenta su absorción. Si usted mantiene su consumo en dos o tres porciones por día—quizá un snack a media mañana y un postre después de la comida de la noche—se las arreglará para satisfacer su deseo de dulce sin recurrir a una basura grasienta, cargada de azúcar y excesivamente procesada. Vaya al supermercado o al mercado campesino local y aprovisiónese para una semana de:

cerezas
toronja
arándanos, moras, frambuesas, fresas
duraznos
albaricoques
naranjas
peras
ciruelas
mandarinas
manzanas
uvas*

pasas*
mangos*
melones*
dátiles*
higos*
piñas*
bananas*

Las frutas marcadas con un asterisco son más ricas en azúcar, y por lo tanto deberían comerse en poca cantidad. Si usted está preocupado de que su fijación por las patatas fritas no puede ser satisfecha con un puñado de arándanos, cálmese. Hay opciones alternativas de tentempiés, y las encontrará en nuestro viaje al pasillo de las meriendas del supermercado en la página 92.

¿No echaré de menos todo ese azúcar y grasa?

Tengo dos buenas noticias para usted: una es que no debería sentirse privado, porque en el plan de un Cuerpo Esbelto, se le permitirá "hacer trampa" dos veces a la semana. No está diciendo adiós al azúcar y a las grasas para siempre. Sólo está controlando cuánto come.

La otra buena noticia es que sus papilas gustativas están deseando ser reentrenadas. Sólo tarda dos o tres semanas para que olviden todo el producto cargado de azúcar que solían comer, y empiecen a disfrutar la comida saludable con la que ahora usted se está consintiendo. Lo interesante es que cuanto más tiempo haga parte de su rutina la Promesa de un Cuerpo Esbelto, menos deseará el azúcar y la grasa.

Simplemente Añada Agua

Hay una última cosa que añadir a su plan de comida: agua. Los seres humanos necesitan agua para prosperar. Usted debería beber al menos dos vasos de agua con cada comida. Eso suma un mínimo de diez vasos de agua fresca cada día: Debería también acostumbrarse a beber agua mientras trabaja, juega o hace ejercicio. ¿Por qué? Puesto que estará quemando tanta grasa, podrían liberarse toxinas de sus depósitos de grasa corporal. El agua ayuda a sacar esas toxinas de su cuerpo. El agua incrementa su nivel de saciedad, haciéndole sentir menos hambre. El agua es también esencial en todas las funciones metabólicas del cuerpo humano; después de todo, los músculos están compuestos de agua en un 75 por ciento.

También deberá escoger agua en lugar de bebidas azucaradas que pueden borrar sus ganancias duramente logradas, de lata en lata. (Para más información, mire la página 93: "Las Bebidas Carbonatadas y la Ciudad de la Borrachera").

Vitaminas, Minerales y Suplementos Proteínicos

Los suplementos vitamínicos de minerales y de proteínas serán muy útiles para usted en el programa de un Cuerpo Esbelto. Como el nombre implica, los suplementos... eh, *suplementan* su dieta y hacen más fácil obtener todos los nutrientes que su cuerpo necesita. Pero no son sustitutos de una nutrición balanceada.

Las vitaminas y minerales son nutrientes que usted requiere para regular el funcionamiento de sus células, la conversión del alimento en energía y el fortalecimiento y mantenimiento de los procesos fisiológicos diarios. Pueden ser encontrados en los alimentos naturales, no procesados, tales como las frutas y las verduras.

Pero el contenido vitamínico de las frutas y las verduras a veces se ve comprometido por los métodos modernos de producción masiva. Las cosechas a menudo son cultivadas en tierra que ha sido agotada de minerales por el uso excesivo. Por si fuera poco, la mayoría de los alimentos están excesivamente procesados o cocinados, lo que los despoja de sus nutrientes naturales. Para estar seguro, usted debería tomar un buen suplemento multivitamínico y multimineral derivado de fuentes naturales cada mañana con el desayuno. Esto lo ayudará a sentir más energía y a recuperarse mejor del ejercicio.

Los suplementos proteínicos son beneficiosos porque hacen fácil obtener proteínas de alta calidad en las comidas sin mucha preparación. Pueden ayudarlo a estar conforme con su programa de nutrición. Los suplementos de proteínas generalmente pertenecen a cuatro categorías: proteína en polvo, sustitutos de comida en polvo (MRP), batidos preparados de proteínas (RTD), y barras de proteinas.

Las proteínas en polvo por lo general se mezclan en una licuadora con leche descremada, agua o jugo de frutas para hacer una bebida de proteínas. Los MRPs vienen en prácticos paquetes pre-medidos, y a menudo también contienen carbohidratos, grasas, vitaminas y minerales, para formar una mini-comida completa. Los batidos preparados están premezclados y vienen en recipientes individuales de una porción que usted solamente abre y bebe. Escoja batidos envasados en cajas blandas, ya que los de lata a menudo se cocinan excesivamente durante el procesamiento. Las barras de proteína son alternativas deliciosas a las barras de dulce y a los postres, pero no abuse de ellas. Algunas son ricas en azúcar y grasa.

Mis favoritos son los batidos preparados, por su nutrición y conveniencia. Los batidos son útiles cuando necesita nutrición concentrada y no tiene tiempo para preparar una comida. (Vea el apéndice A de la página 201).

Sea prudente con las dietas sin fórmula médica y las píldoras quemadoras de grasa y otros suplementos que prometen beneficios que parecen demasiado buenos para ser verdad. A menudo es así y servirán para aligerar sólo su billetera o su monedero. El ejercicio y la nutrición balanceados (Banex) son la clave para su éxito en el Cuerpo Esbelto.

I   Las proteínas son componentes esenciales de toda comida para un Cuerpo Esbelto, porque estabilizan el azúcar en la sangre, hacen más lenta la absorción de otros alimentos y ayudan a desarrollar sus músculos.

I   No todos los carbohidratos son malos, no importa lo que digan las dietas bajas en carbohidratos más modernas. Su cerebro y sus músculos los necesitan con moderación para funcionar. Pero hay carbohidratos buenos y malos; el Plan de Comida de un Cuerpo Esbelto lo ayuda a usted a apartarse de los malos y disfrutar solamente la cantidad correcta de los buenos.

I   Las grasas no son necesariamente malas, tampoco, si sabe cómo escoger las grasas buenas, tales como las que se encuentran en el pescado y los frutos secos.

I   En el Plan de Comida de un Cuerpo Esbelto, usted puede comer todas las ensaladas y verduras que quiera, y tomar como tentempié una fruta baja en calorías.

¿Cuánto Comer?

Ya tiene el **qué.** Ahora es el momento del "cuánto" de nuestro plan de comida. Primero, le daré el método científico, por si prefiere los números. Para el resto, hay una forma muy sencilla de asegurarse de que está sirviendo las proporciones correctas.

1. Proteínas

Usted necesita aproximadamente un gramo de proteínas por cada libra de peso corporal. Digamos que usted es un hombre de 200 libras. La operación es fácil: 1 gramo por 200 libras = 200 gramos por día, divididos en cantidades iguales en cinco comidas. Esto da aproximadamente 40 gramos de proteínas por comida. Si usted es una mujer de 140 libras, serían 140 gramos. (Afortunadamente esto no es ciencia astronáutica). Las proteínas contienen 4 calorías en cada gramo. Así que si usted requiere 200 gramos de proteínas, necesita 800 calorías de proteínas diarias.

> *O puede saltarse todas las matemáticas y tener en mente mi regla favorita:*
> *La porción de proteínas en las comidas principales (desayuno, almuerzo, comida)*
> *debería ser del tamaño de su mano abierta.*

Adelante. Sujete este libro con una mano, después mire a su otra mano. Imagine que sus dedos desaparecen. Ahora imagínese su palma transformándose mágicamente en un delicioso trozo de pescado. Ahí está su proteína. (Nota: Por favor, tenga cuidado de transformar su pescado imaginario otra vez en su palma de la mano antes de seguir leyendo; no querrá manchar las páginas.)

2. Carbohidratos

Usted necesita de 1 a 1.5 gramos de carbohidratos complejos por libra de peso corporal. Haga los cálculos y verá que el hombre de 200 libras necesita de 200 a 300 gramos de carbohidratos diarios y la mujer necesita aproximadamente de 140 a 200 gramos. Los carbohidratos también contienen cuatro calorías por gramo, así que si hace el cálculo, el hombre necesita de 800 a 1200 calorías de carbohidratos diarias y la mujer necesita entre 560 y 800 calorías de carbohidratos.

> *Pero puede olvidar eso si recuerda que su porción de carbohidratos compuestos*
> *en las comidas principales (desayuno, almuerzo, comida) debería ser*
> *aproximadamente del tamaño de su puño.*

No tengo que hacerle transformar mágicamente su puño en una batata ¿verdad? Ya entiende. Y con palmas y puños ya lleva dos tercios del camino.

¿Y qué pasa si tengo "fobia" a los carbohidratos?

Si usted siente que es realmente sensible a los carbohidratos, le sugiero lo siguiente: simplemente coma su "puño de carbohidratos" en las tres comidas principales del día (desayuno, almuerzo y comida) y limítese a una barra de proteínas o a un batido—sin carbohidratos—en sus mini-comidas de media mañana y media tarde.

3. Verduras y Ensaladas

Buenas noticias: ¡No se requiere medir! Puede comer tanta cantidad de esos alimentos como quiera. Pero recuerde la regla de los tercios, y procure que esa porción sea aproximadamente el tercio de su plato total.

4. Grasa

Añada una cucharada de aceite de linaza o de oliva a sus ensaladas o verduras, y ha cubierto esa necesidad. O quizás prefiera obtener la grasa de los aguacates, frutos secos, semillas o pescado; el salmón, por ejemplo, cumple la función doble de proveer las proteínas y las grasas esenciales.

5. Fruta

Coma una porción pequeña de fruta baja en calorías en dos o tres de sus comidas como postre. O puede que prefiera una cucharada de sorbete al almuerzo o la comida.

Mezcle y combine los alimentos de las listas de un Cuerpo Esbelto y tendrá comidas perfectamente quemadoras de grasa.

>> Al preparar la comida

Se dará cuenta de que ninguna de las recetas de este libro (Página 221 y las siguientes) utiliza las palabras *aceite, freír, mantequilla, o pedazos de grasa de tocineta.* Es porque ningún alimento de Cuerpo Esbelto que usted disfruta debe ser preparado de esta forma. Hornee, cocine al vapor o ase a la parrilla siempre su comida, y opte por condimentos saludables—hierbas, especias, limones, vinagre balsámico–que amplifiquen el sabor sin amplificar su cintura.

¿Cuándo Comer?

Como en las carreras de Hollywood y en las escaramuzas de *paintball*, escoger el momento adecuado lo es todo. El número de veces que usted come diariamente puede marcar la diferencia entre triunfar y fracasar en el programa de un Cuerpo Esbelto. **Usted necesita hacer cinco comidas pequeñas diarias;** es decir, una comida cada tres horas. ¿Por qué tan frecuentemente? Al hacer comidas pequeñas y frecuentes usted nunca tiene tanta hambre como para atracarse. Piense en como hacer tres comidas principales (desayuno, almuerzo y comida) y en medio un snack a media mañana y una mini-comida a media tarde.

Sus comidas principales deben ser a la mesa, siempre que sea posible. Estas tres comidas deberían incorporar un plato de comida dividido en tercios. Las comidas intermedias de mañana y tarde pueden ser tentempiés a base de proteínas, tales como un batido de proteínas, una barra de proteínas o una taza de requesón descremado con una fruta y un puñado pequeño de frutos secos.

Su cuerpo puede utilizar sólo cierta cantidad de nutrientes cada vez, cierta cantidad de calorías en una sentada. Para evitar que su cuerpo deposite calorías extra como grasa corporal, tenemos que dividir las calorías en pequeñas cantidades iguales durante el día. Comer cada tres horas también bañará sus músculos en nutrientes y aminoácidos.

Desafortunadamente, la idea norteamericana de tres comidas fuertes al día es una receta para el desastre, incluso si usted está haciendo un esfuerzo consciente de comer saludablemente.

Quizá usted comienza el día con sólo una taza de café caliente. *Estupendo,* se imagina, *estoy ahorrando calorías ahí.* Y quizá el almuerzo no es más que una ensalada con aderezo. *Eso es saludable, ¿verdad?* Después viene la comida, que es una sesión maratónica de 2,000 o incluso 3,000 calorías en una sentada. *Pero me la merezco, ¿no? No he comido en todo el día.* Mala jugada. Recuerde: Su cuerpo es capaz sólo de utilizar determinado número de calorías de una vez. Si usted se empacó 3,000 calorías de alimento en una sentada, y su cuerpo sólo podía utilizar 500, adivine a dónde van las otras 2,500. A sitios que no se ven tan estupendos cuando esta en traje de baño. Comiendo de esta manera, efectivamente hace pasar hambre a su cuerpo todo el día (hambruna) seguido de comer en exceso (banquete). Está entrenando a su cuerpo para depositar grasa.

Por otra parte, comer cinco comidas de 600 calorías cambia el juego completamente. Sólo está dando a su cuerpo tanto como puede utilizar cada vez, sin dejar sobras para almacenar. Piense en como establecer confianza con su cuerpo. *¿Ve? Va a llegar más comida. De hecho la comida llega cada tres horas. ¿No es grandioso? ¡No hay necesidad de almacenar nada! Ahora deje esa masa de células de grasa, con calma y facilidad.*

¿Cómo me sentiré durante la primera semana del Plan de Comida de un Cuerpo Esbelto?

Después de que supere el primer par de semanas de este programa, se sentirá con energía todo el tiempo. Eso se debe a que, como hemos visto antes, su cuerpo está marchando óptimamente. La parte mala es que podría experimentar un poco de mal humor al comienzo. Recuerde: Su cerebro quiere recompensarlo por comer comida con el más alto valor calórico. O sea, con chucherías. Así que, durante unos días, podría estar irritable. Pero no le llevará mucho tiempo adaptarse.

Mantenga la Grasa Fuera del Tanque de Almacenamiento (Es decir, su Llanta de Repuesto)

Hay otra buena razón para comer estas comidas bajas en grasa a base de proteínas, carbohidratos y verduras, cinco veces al día: sacará ventaja del *efecto térmico* de su cuerpo. Cuando usted come, no está solamente añadiendo calorías, de hecho está quemando calorías también, puesto que su cuerpo trabaja duro para digerir lo que ha comido.

Por eso el programa de un Cuerpo Esbelto da tanta importancia a esos macronutrientes. Algunos alimentos tienen un efecto térmico más grande que otros. Es difícil obtener grasa de las proteínas, porque las proteínas requieren más calorías para ser digeridas que los otros dos macronutrientes juntos. Y si su cuerpo quiere almacenar el exceso de calorías de las proteínas, tiene que pasar por un proceso de tres pasos. Primero, las proteínas tienen que ser descompuestas en aminoácidos. Segundo, los aminoácidos tienen que ser convertidos en azúcares. Y, por último, los azúcares en exceso se depositan como grasa.

Los carbohidratos, por otra parte, son más fáciles de digerir. Sólo están a dos pasos de convertirse en depósitos de grasa. Y la grasa es . . . bueno, grasa. Un paso pequeñísimo y usted llevará puesta esa rosquilla; si no utiliza esa grasa que come inmediatamente, se va directamente al tanque de almacenamiento. Por eso debería mantener bajas las calorías de grasa. La ensalada y las verduras se consideran libres porque requieren más calorías para ser digeridas de las que contienen.

Cómo Hacer Trampa

Un número excesivo de dietas son dietas de "todo o nada." Un plan estricto, espartano, no importa lo bienintencionado que sea, está destinado al fracaso. En el plan de un Cuerpo Esbelto, lo animo a usted a permanecer dentro de la directriz, pero dos veces a la semana puede "hacer trampa" en una comida y disfrutar de una pequeña porción de sus alimentos favoritos. Es lo que yo llamo una "comida de trampa." Siga el

Plan de Comida de un Cuerpo Esbelto todos los lunes y martes, después del miércoles en la noche se le permite una comida de trampa. Y después de nuevo el sábado. Una vez cada cuatro días. Muchas personas tienden a antojarse de esos tipos de alimentos en la comida, pero usted puede hacer trampa al almuerzo o la comida.

>> ¿Se le antoja comer esto? Coma *esto* en su lugar.

Hay a menudo sustitutos saludables para sus antiguos "alimentos de consuelo." Los mejores sustitutos son siempre la fruta fresca o la verdura cruda. Pero cuando usted tiene absolutamente un antojo, puede encontrar una elección más saludable. Aquí están algunos de mis favoritos:

¿SE LE ANTOJA COMER *ESTO?*	COMA *ESTO*...
Helado de chocolate	Helado bajo en grasa, sorbete, yogur helado
Sundae napolitano	Yogur helado con sorbete de frutas
Curls de queso	Pretzels duros o finos
Papas fritas y *dip*	Chips de tortilla bajos en grasa con 'salsa'
Queso y galletas saladas	Requesón sin grasa y tortas de arroz
Barra de dulce	Barra de proteína Gold o CarbWatcher
Donut	*Bagel* integral con confitura de fresa sin azúcar
Patatas fritas	Chip de patatas horneadas o palomitas de maíz sin grasa
Bollo de maíz	Bollo inglés integral
Torta de fresa	Fresas frescas con crema batida sin grasa
Tarta de frambuesa	Frambuesas frescas con crema batida sin grasa
Hamburguesa con queso	Hamburguesa de soya o vegetales con lechuga, tomates, cebollas y pepinillos
Maní salado	Almendras crudas

Cuando haga trampa, empiece siempre su comida con una porción de proteína, no importa cuál. La proteína estabilizará el azúcar en su sangre y alimentará sus músculos con aminoácidos. De esa forma, lo que venga a continuación—un taco, un puñado de papas fritas, un trozo de torta de queso—el daño se minimiza. Una vez que ha comido esa proteína y alimentado sus músculos, su apetito ya estará satisfecho parcialmente. No haga trampa nunca cuando tenga hambre, porque tenderá a comer en exceso. No exagere la trampa, porque puede borrar una semana de dieta.

Planear es la Clave del Éxito

No lo culpo por ser un poco escéptico sobre su capacidad de apretujar cinco comidas en un día. Después de todo, la forma de comer norteamericana hasta estar lleno parece consistir en una gran comida con grasa al final del día para compensar las otras que se ha saltado. Todos tenemos horarios cada vez más caóticos, con responsabilidades que nos impone el trabajo, la familia y el I.R.S. Y no necesariamente en ese orden.

Los domingos, intente preparar sus comidas para toda la semana siguiente. Cocine pechugas a la parrilla, patatas y ñames horneados, arroz, frijoles y verduras al vapor. Después ponga porciones individuales (puños, palmas, mire la página 79) en bolsas plásticas y échelas al refrigerador o al congelador. Las patatas y el arroz van en el refrigerador, no se congelan bien. Respecto al pollo, los frijoles y las verduras, ponga la mitad en el refrigerador (para los primeros tres días), y el resto en el congelador (para los dos días siguientes).

Después, todos los días por la mañana, sencillamente vaya a el congelador, tome las bolsas de pollo a la parrilla, carbohidratos y verduras que necesite para el día y póngalos en su nevera portátil. Puede también empacar muchas comidas ligeras fácilmente transportables: atún en lata, bananas, patatas horneadas, ñames, paquetes de avena y batidos de proteínas.

Cuando llegue al trabajo, mantenga su nevera junto a su escritorio y saque comida según la necesidad. Con un poco de esfuerzo el domingo, estará preparado para la semana. Es fácil, y las comidas sólo lleva prepararlas cinco minutos y de diez a quince minutos comerlas. Eso significa que tendrá mucho tiempo de sobra para dedicarlo al trabajo. No pierda tiempo en el *drive-thru* de un restaurante de comidas rápidas o tratando de tragarse un enorme sándwich en el escritorio para encontrar un trozo de lechuga pudriéndose en el cajón del escritorio tres meses después. De hecho, cuanto más ocupado esté, más sentido tiene el Plan de Comida de un Cuerpo Esbelto.

» Consejos de la Familia Labrada para Ahorrar Tiempo

por Robin Labrada

1. Planear por adelantado y cocinar en grandes cantidades puede ahorrarle tiempo. Por ejemplo, si hace arroz para la cena, simplemente haga una olla grande y guarde el resto. ¿Está haciendo pollo? Haga ocho pechugas en lugar de dos. ¿Está horneando patatas? Hornee seis patatas y seis ñames. Use lo que necesite para la comida ponga el resto en el refrigerador. Es fácil.

2. Dos veces a la semana, cocine más de lo habitual. Los domingos cocino para la primera parte de la semana. El jueves lo hago otra vez, sólo que con elementos diferentes. Hago una olla de arroz integral con pacanas y arándanos, tres ñames, cinco patatas horneadas, una olla de sopa, seis pechugas de pollo a la brasa y una bandeja de bollos. Después de que todo se enfría, lo pongo en bolsas y recipientes plásticos individuales. Esto por lo general lleva unas dos horas. Claro, es un montón de comida, pero ahorra tiempo a la larga. Mi esposo hace tres o cuatro comidas diarias y todo lo que tiene que hacer es tomar esos recipientes y bolsas y ponerlos en un enfriador.

3. Compre dos pollos asados en vez de uno. Comeremos uno en la cena, y mientras el otro está todavía tibio le quito el hueso, lo separo en carne blanca y oscura, lo pongo en bolsas y las refrigero. De esa forma, tengo pollo fresco—no carnes procesadas de delikatessen—para los sándwiches de los niños, burritos de pollo instantáneos, o pollo y queso gratinado.

4. No compre lechugas enteras sino en bolsa. Solamente tiene que tomar el manojo, enjuagarlo y ponerlo en cuencos y añadir las salsas que desee.

Un Día Típico en el Plan de Comida de un Cuerpo Esbelto

Todas las teorías del mundo son grandiosas, pero a menos que las aplique a la vida diaria, son completamente inútil. (Stephen J. Hawking es un tipo listo y todo, pero ¿cuándo fue la última vez que usted utilizó sus teorías del espacio y el tiempo mientras manejaba a casa desde el trabajo? Ya, me lo imaginé.) Afortunadamente, el Plan de Comida de un Cuerpo Esbelto trata de aplicaciones prácticas. Vamos a pasearlo por un día típico para que pueda ver cómo utilizar el Plan de Comida de un Cuerpo Esbelto en todos sus pasos.

Por la mañana, empiece con el desayuno. Si va a saltar una comida, ésta no es la adecuada. Cuando despierta, su ritmo cardiaco se eleva, su metabolismo se acelera y a usted le da hambre. Los estudios muestran que las personas que se toman el tiempo de tomar un desayuno rápido tienen un nivel de energía más alto durante todo el día y evitan la caída de energía de media tarde.

Luego, diríjase a la cocina, mida una taza de avena, vierta una taza de leche descremada sobre ella, después déjelo asentarse durante quince minutos. Dúchese o lea el periódico. Para cuando acabe, la avena estará suave. Espolvoree un sustituto de azúcar (me gusta Splenda) para endulzarlo. O añada un poco de canela. Esto suple sus carbohidratos. Como proteína, añada un Sustituto de la Comida de un Cuerpo Esbelto en polvo (mire el apéndice A para más información) a la avena, o mézclelo con 16 onzas de agua helada, lo que le da unos cuarenta gramos de proteínas de gran calidad. Termínelo con una cucharada de aceite de linaza. Es un desayuno sencillo que puede tomar en menos de cinco minutos.

Los fines de semana, cuando tenga más tiempo, bata y cocine diez claras de huevo (o *Egg Beaters*), añada chips de tortilla sin grasa, triturados, y ponga 'salsa' encima de ello. Esto hace una deliciosa tortilla rica en proteínas, sin grasa. También debería comer un bollo integral como carbohidrato.

A media mañana, haga una pausa en su trabajo y tome una taza de requesón sin grasa y una barra de granola o una banana. Eso le ayudará hasta el almuerzo, cuando puede comer una pechuga de pollo a la plancha, un ñame horneado y una taza de verduras congeladas. Si le apetece, coma una fruta, una barra de granola o un puñado de frutos secos como postre. A media tarde, disfrute de un Batido Preparado de un Cuerpo Esbelto y una manzana. Finalmente, para la cena, siéntese y disfrute de pescado a la parrilla, arroz y frijoles, y verdura, además de una ensalada condimentada con vinagre balsámico y una cucharada de aceite de oliva. Si le da hambre más tarde por la noche, pruebe fruta, requesón sin grasa, barras de proteína, palomitas de maíz sin grasa o tortas de arroz.

En el apéndice E, encontrará un modelo detallado de un plan de comida para siete días. Todas las recetas utilizadas en los planes de comida pueden encontrarse en el Apéndice F. También encontrará un útil Planeador de Éxito en la Nutrición en la página 206, lo que lo ayudará a mantener un control de lo que come día a día.

LO ESENCIAL HASTA AHORA . . .

- La ecuación de pérdida de grasa gira sobre la composición de macronutrientes del plan de comida, el déficit calórico y la frecuencia de comidas.

- Las personas delgadas tienden a "picar," deleitándose en múltiples comidas pequeñas durante el día. Las personas no tan delgadas tienden a "atracarse," pasan hambre todo el día y después engullen una gran comida al final del día.

- Una parte importante del Plan de Comida de un Cuerpo Esbelto es la frecuencia: para mejores resultados, usted tiene que comer al menos cinco veces al día. Esto entrena a su cuerpo a utilizar las calorías según las recibe, y no a almacenarlas como grasa. Piense en su día como las comidas principales—desayuno, almuerzo y comida—con dos mini-comidas intermedias. También puede tomar un tentempié después de la cena, si le da hambre.

- Olvide contar calorías y en vez de ello concéntrese en las porciones. Para calcular cuántas proteínas debería comer, mire la palma de su mano abierta y sírvase una porción de tamaño similar. ¿Cuántos carbohidratos? Cierre el puño y haga lo mismo.

- Hacer trampa es de hecho una parte importante de este plan: si puede evitar la sensación de privación, continuará con este plan indefinidamente. Haga dos comidas de trampa a la semana.

- Prepare las comidas con antelación.

VAYAMOS DE COMPRAS

Si su refrigerador y su alacena no están llenos de alimentos de acuerdo con el Cuerpo Esbelto, aumenta sus posibilidades de tirar la toalla y salir por pizza. Recuerde que planear es una clave para el éxito. Si usted espera tener hambre para pensar en lo que va a comer, se dirigirá al fracaso.

Vayamos de compras por un supermercado norteamericano común. En el camino, trataremos de tomar la menor cantidad de alimentos que vengan en cajas y latas y envolturas plásticas, alimentos procesados. Y como verá, leer las etiquetas puede hacer toda la diferencia.

TERROR EN LOS PASILLOS

Antes de dirigirnos a las puertas corredizas automáticas de entrada, hablemos de dos trucos que algunos comerciantes de alimentos utilizan para hacerle creer que está comiendo saludablemente cuando en realidad no lo está haciendo.

1. El timo del porcentaje de grasas. La parte delantera del empaque dice: *¡Ahora 95% libre de grasa!* Naturalmente, usted da por sentado que el producto sólo tiene cinco por ciento de grasa; el resto es magro. Por lo tanto, cae dentro de las orientaciones del Plan de Comida de un Cuerpo Esbelto, ¿verdad?

Falso.

¿Cómo es posible? Permítame darle un ejemplo extremo. Tome una taza que contenga tres onzas de agua, que no tiene calorías. A continuación, tome un trozo de una onza de mantequilla, que tiene 100 por ciento de calorías de grasa. Ahora añada una onza de mantequilla al agua de la taza. Tres onzas de agua, una onza de mantequilla. El ciento por ciento de las calorías aún proviene de la grasa.

Pero podría vender eso y afirmar que es 75 por ciento libre de grasa. ¿Cómo? Porque esa afirmación se basa en el peso. Lo cual sería técnicamente verdad, esas tres onzas de agua no tienen ninguna caloría. Pero la onza de mantequilla claro que las tiene, y son ciento por ciento de grasa. Éste es un truco que los fabricantes de alimentos hacen todo el tiempo.

2. El fraude de lo "libre de grasa." Aquí tenemos otro engaño diabólico. Un gramo de grasa tiene nueve calorías. Por ley, si algo tiene menos de medio gramo de grasa por porción, se puede etiquetar al producto, "libre de grasa." Digamos que es un aderezo para ensalada con sólo cuatro calorías de grasa por cucharada. El fabricante etiqueta el producto como libre de grasa. Lo que no quieren que usted note es esa diminuta ración: una sola cucharada. De repente, esos gramos de grasa suman. Al hacer la porción lo suficientemente pequeña, es posible tener alimentos con la etiqueta de libres de grasa, incluso si son ciento por ciento calorías provenientes de grasa.

PASILLO 1A: TIERRA DE LOS CARBOHIDRATOS MALOS

Lo primero que veo es un paquete de **bagels.** Miremos la etiqueta: 250 calorías, con 10 calorías de grasa, así que califica como alimento bajo en grasa. Hay cinco gramos de azúcar. No esta mal. De todos modos, los *bagels* no son una elección diaria para alguien que está tratando de perder un montón de grasa rápidamente. Si lee los ingredientes, verá que la mayoría están hechos de harina blanqueada y enriquecida, que se metaboliza muy rápidamente. Si comiera este *bagel* con una pechuga de pollo y una ensalada, y en esta ensalada pusiera una cucharada de aceite de oliva o de linaza, eso haría considerablemente más lenta la absorción de este *bagel.*

Usted debería limitar el consumo de **pan.** Pero si va a comerlo, la mejor elección es el pan cien por cien integral. La mayoría de las otras clases de pan—especialmente el pan blanco—están hechos de harina blanqueada a la que se le ha quitado todo el salvado, y se ha privado de todas sus vitaminas y minerales.

PASILLO 3B: UN CASO FRÍO

Debe permanecer alejado de los **embutidos.** Las carnes a menudo están inyectadas con agua y productos químicos para retardar su deterioro, y el contenido de grasa tiende a ser astronómico. Y hay suficiente sodio en esos productos para aturdir a una familia de babosas de jardín. Incluso cortes que parecen saludables como la **pechuga de pavo preparada al horno** pueden engañar. Una etiqueta puede decir "98% libre de grasa," pero cuando mira la etiqueta ve que hay 45 calorías totales, y diez de ellas vienen de la grasa. Haga cuentas. Es realmente un 22 por ciento de calorías de grasa, pero dice 98 por ciento libre de grasas.

En vez de eso pruebe el **pollo cocinado en asador.** Está caliente y listo para comer, solamente quítele la piel.

PASILLO 4A: LA TIERRA PROMETIDA

Adondequiera que mire, hay muchas **frutas** jugosas y dulces para que disfrute libre de culpa. Las únicas frutas de que debería cuidarse son las que son más ricas en azúcar, tales como las frutas tropicales: las piñas, las bananas, los mangos y similares. Pero incluso esas son mejores que comer una barra de dulce o una tajada de torta. Las frutas tienen montones de fibra, vitaminas y enzimas.

Del mismo modo, hay docenas de **verduras** esperando ser tomadas y empacadas. Los aguacates son ricos en grasas, pero al menos son grasas saludables; comidos en pequeñas cantidades junto con las proteínas y los carbohidratos, entran dentro de las orientaciones de la grasa amiga de un Cuerpo Esbelto. Las ensaladas de hoja son siempre buenas, sea lechuga iceberg o espinacas tiernas. Las patatas no son "libres," pero si les deja la piel tendrá la fibra y las vitaminas que necesita para digerir el almidón que tienen dentro.

Donde la gente se mete en problemas es con los **aderezos para ensalada.** Tome aderezo normal de queso azul y probablemente tendrá entre 90 y 100 por ciento de las calorías provenientes de grasas. Incluso opciones aparentemente saludables tales como "aderezo ranchero light" pueden contener 72 de sus 80 calorías de grasa. Su elección más segura es utilizar vinagre balsámico. Escoja un aceite saludable, como el de oliva o de linaza, para mezclar con el vinagre balsámico.

PASILLO TRASERO: LA TIERRA DE LOS LÁCTEOS

Las claras de huevos, como ya sabe, están bien; sólo tiene que deshacerse de las yemas. Los *Egg Beaters* son recomendables, pero siéntase libre de usar cualquier otro tipo de sustitutos de los huevos. La **mantequilla** y **la margarina** son ambas ciento por ciento grasa saturada y por tanto no son amigas de nadie.

La mayoría **de cremas para el café "libres de grasa"** afirman tener cero calorías de grasa, pero los ingredientes son agua, azúcar, jarabe de maíz (es decir, más azúcar) y aceite de soya parcialmente hidrogenado. Un momento, ¿cómo es posible esto? Puesto que menos de nueve calorías por porción vienen de la grasa, pueden arreglárselas para poner "cero" ahí. Utilice leche baja en grasa o leche en polvo descremada para el café en vez de crema. Puesto que hay menos de un gramo en la porción, puede contarlo como "cero."

PASILLO 5B: EL INFIERNO HIDROGENADO

Puede que haya oído de la locura sobre los **trans-lípidos** en las noticias últimamente. Tiene derecho a estar preocupado. Este tipo de grasa es la sustancia que usted puede ingerir que causa más obstrucción arterial y cáncer.

Sabrá que está tratando con los trans-lípidos si ve las palabras aceite **hidrogenado** o **parcialmente hidrogenado** en la lista de ingredientes de un alimento empacado. Eso significa que los procesadores de alimentos tomaron aceite vegetal y le introdujeron burbujas de nitrógeno. El resultado es una masa grasa sólida. En el lado bueno, el producto permanecerá en buen estado durante meses. En el lado malo, eleva su colesterol. Y los estudios han relacionado los translípidos con el cáncer.

Las **galletas** son las más culpables cuando se trata de aceites hidrogenados. Tome la galleta de chocolate con relleno de crema. El exterior es harina y azúcar, el relleno es pura grasa hidrogenada. Ambos se desdoblan fácilmente y se convierten en grasa almacenada. Las **galletas cracker** no son más que harina blanca y aceite hidrogenado, que contienen una cantidad horrorosa de calorías de grasa.

Las **nueces** no son malas, pero opte por las crudas. Cada vez que las grasas y los aceites se calientan, empiezan a descomponerse, una grasa que por lo demás es saludable puede convertirse en una grasa mala. Las palomitas de maíz pueden ser una buena merienda también, si usted escoge la variedad inflada con aire. Y **los chips de tortilla libres de grasa con salsa** están bien, siempre que usted lea las etiquetas para asegurarse de que no hay aceite oculto en la salsa.

PASILLO 7A: LAS BEBIDAS CARBONATADAS Y LA CIUDAD DE LA BORRACHERA

Las bebidas gaseosas son otro producto fundamental de la cultura norteamericana. ¿En qué otro lugar del mundo podría usted encontrar una guerra corporativa de millones de dólares dedicada a determinar la mejor gaseosa de la nación? Si usted no puede soportar vivir sin una lata de **gaseosa** a toda hora, definitivamente opte por las dietéticas. Las normales son ciento por ciento agua azucarada. (Y una lata de gaseosa puede contener el equivalente de 12 cucharillas de azúcar).

En cuanto a bebidas más potentes: las bebidas alcohólicas tales como la **cerveza,** el **vino** y los **cocteles,** pueden no tener grasa, pero un solo gramo de alcohol contiene unas siete calorías. Beba una cerveza de 12 onzas (350 cl.) y está ingiriendo 150 calorías. Además, el alcohol aumenta su apetito, endurece y obstruye sus arterias y hace más lento el proceso de combustión de grasas. Para ver resultados óptimos en las doce primeras semanas del programa, mantenga su ingesta de alcohol en un mínimo absoluto.

Pero si de todos modos anhela la jarra de cerveza o el martini seco, trate de seleccionar bebidas con el menor contenido de alcohol (graduación). Cuanto más baja la graduación, menos calorías. Una onza y media de un licor de graduación 80 contiene 97 calorías; la misma cantidad de un licor de graduación 100 contiene 125 calorías.

PASILLO 9B: MERCANCÍAS SECAS

No debe abusar de la **pasta.** De hecho, cuando está empezando con el Plan de Comida de un Cuerpo Esbelto, le aconsejo suprimirla totalmente; después de todo, la pasta es sencillamente harina, fácil de digerir y que se convierte en depósitos de grasa. Después, siéntase libre de introducir un poco, pero por favor no le ponga salsa Alfredo. Use salsa marinara y utilice sólo pasta integral o de soya, que se descompone más lentamente.

El **arroz integral** contiene la cáscara, así que se descompone más lentamente que el blanco. Las mezclas de arroz salvaje son bastante complejas, y por lo tanto buenas para su sistema digestivo. Los **frijoles** son estupendos. Los frijoles negros, rojos, las lentejas, las arvejas…son todos maravillosos, porque contienen un montón de proteínas y fibra. Mézclelos con arroz, y tendrá uno de los mejores carbohidratos.

PASILLO 10A: EL MERCADO DE LA CARNE

Como los carbohidratos, la carne no debería ser condenada. Hay carnes buenas, y las hay malas. Para decirlo sencillamente, las carnes magras tales como el **pescado,** el **pollo** y el **pavo,** son buenas; otras formas de carne animal—cortes grasos de vaca, cerdo o cordero—no son tan buenas.

Dependiendo del momento del año, el **atún** varía su contenido de grasa. Tome una lata de albacora blanca sólida "Marca X." Después tome una lata de albacora blanca sólida "Marca Z." A primera vista las dos parecen ser el mismo producto. Ahora eche una mirada a la cantidad de grasa por calorías. La "Marca X" resulta tener 45 por ciento de grasa. Pero la "Marca Z" tiene sólo 15 por ciento de grasa. ¿Cómo? Lo que ocurre es que esas dos marcas de atún fueron capturadas en épocas diferentes del año. Si los captura en invierno, cuando están gordos, tendrá más grasa por calorías.

No toda **ave** es igual tampoco. La **carne blanca de pollo enlatada** servirá en un apuro, pero el contenido de sodio es generalmente altísimo, así que tenga cuidado. Y aunque la **salchicha de pavo** a menudo asegura ser "magra" en el empaque, esas sartas habitualmente tienen más de la mitad de calorías por la grasa. Quédese con **la carne blanca de pechuga** cuando se trate de **pollo y pavo.**

Si va a comer carne roja, escoja los cortes magros de vaca y limítelo a una vez a la semana. Busque las palabras clave: **redondo** y **lomo.** Hay siete cortes que son "magros" de acuerdo con la Ley de Etiquetado de Nutrición y Educación de los Estados Unidos.

Redondo de ojo (4.2 gramos de grasa)
Redondo alto (también 4.2 gramos)
Punta de redondo (5.9 gramos)
Solomillo alto (6.1 gramos)
Redondo bajo (6.3 gramos)
Lomo alto (8 gramos)
Filete (8.5 gramos)

Todos estos cortes, sorprendentemente, tienen menos grasa que un muslo de pollo (que tiene 9.2 gramos de grasa). Aun así, estos cortes palidecen en comparación con una buena **pechuga de pollo** que sólo tiene 3.0 gramos de grasa.

PASILLO 12B: GRANOS

El mejor cereal de acuerdo con el Programa de Comida de un Cuerpo Esbelto, sin duda, es la **avena.** Busque avenas integrales, puesto que se descomponen más lentamente que las avenas instantáneas. (Pero en un apuro, esas funcionarán también). Tenga cuidado con la avena instantánea, especialmente las variedades con sabores, que pueden ser ricas en azúcar y grasa. El **cereal caliente Multigrano,** la **Crema de Trigo,** la **cebada,** el **salvado de avena** y las **sémolas,** son todas opciones inteligentes.

Por supuesto, debe evitar esos cereales azucarados para niños con forma de animales de dibujos animados o de monstruos. No deberían servírseles ni a los niños. Pero incluso cereales aparentemente saludables pueden estar llenos de grasas y azúcares ocultos. La mayoría de las **granolas** empacadas son culpables de tener mucha azúcar y grasa, especialmente proveniente de los aceites utilizados para su procesamiento. Las **barras de granola** son ciertamente mejores que las barras de dulce, puesto que el ingrediente primario es la avena. Pero hasta ahí llegan, porque los dos ingredientes siguientes suelen ser azúcar y aceite.

Cómo Pedir en los Restaurantes

Es siempre preferible preparar sus comidas en casa, porque tiene control. Pero a veces usted se enfrenta con situaciones que requieren que coma en público. Como un almuerzo de negocios. (O el día de su boda.) Cuando no le quede otra opción, y otro tenga que cocinar—o simplemente quiera disfrutar de una noche fuera de casa sin romper su Promesa de un Cuerpo Esbelto—mantenga estas prácticas reglas en mente.

1. *Si es un almuerzo de trabajo, ofrézcase a hacer la reservación.* De esa forma, usted puede escoger un restaurante que sepa que ofrece comida aceptable dentro del programa de un Cuerpo Esbelto. Si otro hace la elección, llame por anticipado y pida ver un menú de forma que pueda planear antes.

2. *Nunca vaya con hambre.* Es decir, a un restaurante. Si toma un batido pequeño de proteínas—o media taza de requesón y una tajada de fruta—antes de ir, no sentirá tanta hambre. Esto hará más fácil pedir algo saludable. Si usted tiene un hambre voraz, incluso las cortezas de cerdo empiezan a parecer buenas.

3. *Sáltese la bebida de aperitivo.* Si hay retraso para sentarse a la mesa, inevitablemente lo envían a la barra a esperar. Mala jugada. La cerveza y los cocteles son bebidas ricas en azúcar y en calorías. Lo que es aun peor es que estimulan el apetito, haciéndolo sentir más hambriento de lo que en realidad está. Así que evite el coctel, y mientras espera, devuelva la cesta del pan, que no es más que una cornucopia de carbohidratos malos.

4. *Pida comidas que no están en el menú.* Los meseros y los cocineros están allí para servirle. Cualquier restaurante bueno le proveerá platos si se trata de una solicitud razonable. No tenga miedo de hacer peticiones especiales para asegurarse de que su comida es compatible con el plan de un Cuerpo Esbelto. Sea explícito cuando ordene su comida: sin aceite o mantequilla añadidos, y sólo a la parrilla o al vapor. Evite las carnes rojas y las salsas.

5. *Puede comer postre...* siempre que se atenga a un postre de acuerdo con el plan de un Cuerpo Esbelto, como un yogur helado o un sorbete. Pida siempre que lo acompañen de fruta fresca. El café es aceptable con un chorro de leche.

Ahora digamos que se enfrenta a opciones difíciles en un tipo particular de restaurante. Por ejemplo, usted está en...

¿. . . un restaurante tradicional?

Pida claras de huevo revueltas o una tortilla de *Egg Beaters*. Pida que sean cocinados en una sartén antiadherente sin grasa o aceite. Añada cebollas, verduras o pimientos, y corónelo con salsa. Acompáñelo con un cuenco de avena con canela o un bollo inglés seco y alguna fruta fresca.

¿ . . . un restaurante chino?

Pida que su comida se haga al vapor. Coma pollo, camarones o vieiras y acompañe con arroz hervido y verduras chinas. Asegúrese de que la comida se ha preparado sin MSG, (glutamato monosódico) que puede producirle una reacción alérgica o forzar su cuerpo a retener más agua de la que debiera. ¿Tentado de pedir un rollito de huevo? Pida en lugar de él un rollito de primavera, que habitualmente es de pollo y verduras envueltos en papel de arroz y hervido.

¿ . . . un restaurante continental?

Pida pollo o pescado a la parrilla condimentado con especias, vegetales al vapor y una patata horneada o arroz blanco.

¿ . . . un restaurante italiano?

Olvide lo que Billy Joel dijo de una "botella de tinto, botella de blanco." En lugar de vino, pida un plato de minestrone como aperitivo. Como plato principal, pida el pescado a la parrilla. Si va a comer pasta, pida una porción del tamaño de su puño, es muy densa en calorías. Pida al amable mesero que no añada mantequilla ni aceite y que traiga la salsa marinara al lado, para que usted pueda añadirla a voluntad. Y como postre, déjeme darle el consejo contrario al de *El Padrino:* "Tome la pistola, deje los cannoli."

¿ . . . una cantina mexicana?

Pida pollo o pescado a la parrilla, pero solicite que sea cocinado sin mantequilla ni aceite. Además, pida productos hechos con tortillas de maíz, que son mucho más bajas en grasa que las tortillas de harina. Puede utilizar toda la salsa, pico de gallo y ensalada que quiera. No coma los chips de maíz fritos; generalmente están nadando en aceite. Si el restaurante ofrece chips horneados, cómalos, pero no se vuelva loco con ellos.

¿ . . . un restaurante de mariscos?

El pescado es el mejor amigo de una comida saludable. Sencillamente escoja uno de los pescados que aparecen en el plan de comida de un Cuerpo Esbelto en las páginas

65–66, y pida al mesero que lo haga horneado o a la parrilla con limón en lugar de aceite. Las pinzas de cangrejo y las colas de langosta son buenas, siempre que no las sumerjan en vino blanco o salsas de mantequilla. Utilice en su lugar salsa roja de coctel. Aún mejor, pida carne fría de langosta en una ensalada, después sazone con jugo de limón o vinagre balsámico y un poco de aceite de oliva.

¿ . . . un restaurante de carnes?

Puede parecer una herejía, pero no pida un steak. Consiéntase con una cola de langosta a la parrilla o un pescado a la parrilla. Si insiste en la carne roja, pida solomillo—uno de los cortes más magros—y no coma más de seis onzas. No pida ninguna de las carnes ricas en grasa. La vaca es normalmente más rica en grasa y en este plan de comida, cuanto menos consuma, mejor.

Cómo Comer Comida Rápida sin Aumentar de Talla

Lo último que usted probablemente esperaba que yo le dijera es qué pedir en un restaurante de comida rápida. Pero soy realista. Cuando el tiempo es esencial y usted olvidó planear por anticipado, prefiero que haga una parada para comer en McDonalds que saltar una comida. Sólo tiene que conocer la forma correcta de gritar al micrófono.

Algunas cadenas de comida rápida se lo hacen más fácil; con toda la mala prensa sobre el exceso de peso hecha a los norteamericanos y los restaurantes de comida rápida, las cadenas han respondido con una línea de opciones más saludables. Pero incluso si su puesto de abastecimiento de hamburguesas no la tiene, aún puede escoger productos que sean bajos en grasa y más bajos en azúcar y carbohidratos refinados. Así es como puede hacerlo.

MCDONALDS	¿Quiere una comida para niños? Escoja una Ensalada Deluxe de Pollo a la Parrilla, que tiene ventiún gramos de proteínas con sólo siete gramos de carbohidratos y la insignificancia de dos gramos de grasa. Evite el aderezo.
BURGER KING	Gracias a Dios puede pedir "a su gusto." Yo le animaría a pedir la Ensalada de Pollo a la Parrilla con aderezo bajo en

grasa, que tiene veintiún gramos de proteínas, sólo siete gramos de carbohidratos y diez gramos de grasa.

WENDY'S

Wendy's fue una de las primeras cadenas de comida rápida que ofreció una patata horneada que, junto con una ensalada de pollo con aderezo bajo en grasa, forma una comida baja en grasa. Podría también probar el Sándwich de Pollo a la Plancha, con veinticuatro gramos de proteínas, treinta y seis gramos de carbohidratos y sólo siete gramos de grasa.

TACO BELL

Taco Bell es una buena opción porque ofrecen porciones más pequeñas, lo que significa que puede tomar un tentempié que lo mantenga hasta la comida siguiente. Pruebe el Burrito Fiesta de Pollo, con dieciocho gramos de proteínas, cuarenta y ocho gramos de carbohidratos y doce gramos de grasa. No es perfecto, pero con sólo el veintinueve por ciento de sus calorías provenientes de la grasa, no lo retrasará mucho en su programa de un Cuerpo Esbelto. O aprovéchese del contenido de fibra de la comida de Taco Bell y pida Pintos y Queso, con diez gramos de proteínas, veinte gramos de carbohidratos, siete gramos de grasa y doce gramos de fibra, lo que incluye más fibra que cualquier otra comida en el universo de la comida rápida.

KFC

Si pide una pechuga de pollo y le quita la piel, le quedarán veintinueve gramos de proteínas, con sólo tres gramos de grasa y cero carbohidratos. Complete esos carbohidratos con una porción adicional de frijoles horneados, que tiene cuarenta y seis gramos de los mismos. Añada un pedazo de maíz o una porción de frijoles verdes y tiene una comida que ayudaría a mantenerse delgado incluso al Coronel.

SUBWAY

Ese chico Jared sabe de lo que habla. Pruebe la Pechuga de Pollo Asado con pan de trigo de seis pulgadas, que tiene veintitrés gramos de proteínas, con cuarenta y siete gramos de carbohidratos y sólo cinco gramos de grasa.

CHICK-FIL-A   Sorprendentemente, ese centro comercial favorito, tiene el sándwich con la cantidad de grasa más baja de toda nuestra investigación. Pida un Sándwich de Pollo Asado al Carbón sin mantequilla, para veintiséis gramos de proteínas, veintiocho gramos de carbohidratos y sólo tres gramos de grasa. (Si escoge la versión completa con mantequilla, eso dispara la grasa a siete gramos.) Complete con una ensalada adicional y una soda dietética.

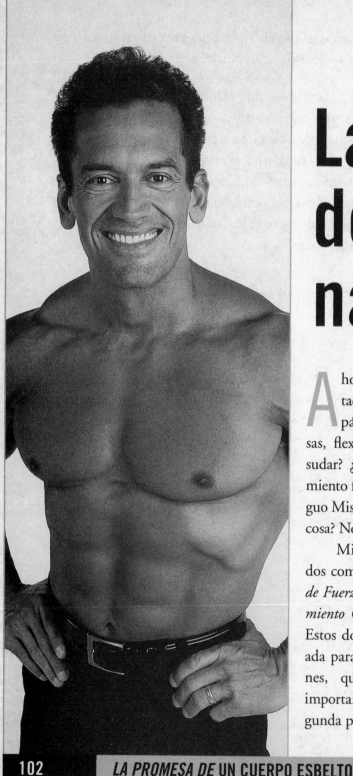

QUINTA PARTE

La Rutina de Entrenamiento

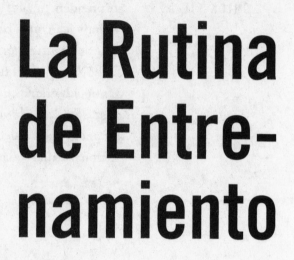

Ahora aquí viene el material que ha estado esperando, ¿verdad? ¿Docenas de páginas llenas de levantamiento de pesas, flexión de bíceps, ejercicios que hacen sudar? ¿El tipo de régimen de acondicionamiento físico intenso que esperaría de un antiguo Mister Universo? ¿Quiere que le diga una cosa? No va a ser tan duro como imagina.

Mi programa de entrenamiento tiene dos componentes sencillos: el *Entrenamiento de Fuerza de un Cuerpo Esbelto* y el *Entrenamiento Cardiovascular de un Cuerpo Esbelto*. Estos dos trabajan juntos de forma balanceada para fortalecer su corazón y sus pulmones, quemar grasa corporal y, lo más importante, desarrollar músculo. Son la segunda parte del concepto Banex de nutrición y ejercicio balanceados. El ejercicio debe ser también balanceado para obtener los mejores resultados en cuanto a salud, energía y composición corporal.

¿Por qué músculo, si usted está tratando de ser delgado? El músculo es el tejido más intenso metabólicamente del cuerpo, sin embargo los programas convencionales de ejercicio ignoran ese hecho. Al realizar simples ejercicios de resistencia—es decir, entrenamiento con pesas—lanzará su metabolismo a una marcha más alta aun, permitiéndole disolver grasa incluso cuando está descansando. Sólo en treinta minutos diarios, podrá desarrollar un cuerpo más fuerte y delgado.

El ejercicio cardiovascular, tal como montar en bicicleta y *jogging* juega un papel importante en el programa de un Cuerpo Esbelto. El ejercicio cardiovascular quema calorías, pero lo más importante, desarrolla fuerza cardiovascular. En el Entrenamiento Cardiovascular de un Cuerpo Esbelto, usted aprenderá a desarrollar fuerza cardiaca y pulmonar interna, todo con una inversión mínima de tiempo. Diga adiós a los ejercicios cardiovasculares interminables y monótonos. Lo reuniré todo en un formato para hacer diariamente, que lo ayudará a obtener resultados máximos de un entrenamiento corto.

En esta parte, le daré a usted los secretos de las técnicas transformadoras del cuerpo y las presentaré de una forma que le resultará fácil de utilizar. La Promesa de un Cuerpo Esbelto es la esencia de lo que he comprobado que funciona al poner en forma a innumerables personas. *Funcionará* para usted. En un tiempo tan corto como doce semanas, usted verá resultados drásticos y desarrollará hábitos de ejercicio y nutrición que puede utilizar toda la vida.

¿Qué? ¿Yo Levantar Pesas?

Usted tiene un montón de concepciones erróneas dando vueltas por ahí, y le han impedido ver la verdad. Déjeme ver si puedo despejarle algunas.

Concepto erróneo # 1: No tengo tiempo para hacer ejercicio.

Nadie tiene tiempo para hacer ejercicio. Vivimos en la Era de la Actividad, en la que la idea de las tardes tranquilas en el porche trasero han sido víctimas de los cursos para la administración del tiempo y de las multitareas. Y eso es sólo antes del desayuno.

Pero si piensa en ello, el ejercicio de hecho *crea* tiempo, porque añade longevidad. Si usted invierte treinta minutos en usted mismo diariamente, puede mantenerse lleno de energía hasta bien entrados sus años dorados. Nunca tendrá que lidiar con niveles de energía bajos, y puede incluso ser capaz de evitar enfermedades que vienen con la edad avanzada. La dieta y el ejercicio son lo más cercano que tenemos a la Fuente de la Juventud. En las sesiones diarias de treinta minutos que recomiendo, será armado con químicos en el cerebro para sentirse bien, con energía, vitalidad . . . en pocas palabras, horas de vigilia más productivas y para disfrutar.

Tiene tiempo para todo eso ¿no es cierto?

Concepto erróneo # 2:
Soy gordo porque nací con un metabolismo lento.

La investigación muestra que la mayoría de las personas tienen un metabolismo medio. Pero la gente supone que tienen metabolismos horribles, porque ven que ganan peso fácilmente. La verdad es que si empezaran a comer bien y a hacer ejercicio verían cambios drásticos en su cuerpo.

Desde luego que hay variaciones: Hay personas extremamente delgadas que parece que pueden comer cualquier cosa que no esté sujeta con clavos y no ganan una onza. También hay personas mórbidamente obesas cuyos metabolismos trabajan mucho más lentamente que el promedio. Pero sin importar qué, su situación puede remediarse. Una persona clínicamente obesa puede no llegar a ser una modelo, pero puede mejorar—en lugar de pesar trescientas libras podría hacer dieta y ejercicio para bajar a 150 libras—y mantenerse ahí.

Eso se debe a que el metabolismo—el suyo, el mío, el de Ben Affleck, el de Charlize Theron—puede ser acelerado. (O ser más lento, si usted toma las decisiones equivocadas.)

Concepto erróneo # 3:
Si entreno, me veré como un fisicoculturista.

¡Ojo, tenga cuidado!

Estoy bromeando. Soy completamente consciente de que usted podría no querer parecer un fisicoculturista profesional. Pero podría considerar esta analogía: Probablemente tampoco quiere ser un conductor NASCAR. ¿Pero y si yo le dijera que está dentro de su alcance conducir como uno de ellos? De la misma forma, ¿qué pasaría si yo le enseñara unas cuantas técnicas sencillas que los fisicoculturistas campeones utilizan para lograr bajar grasa corporal, para reforzar su metabolismo y, en última instancia, modelar su cuerpo?

Una nota para las damas: Sé que la idea de volverse más musculosas las aterroriza. Pero relájense: hormonalmente no están diseñadas para desarrollar músculos grandes. Ése es un proceso muy lento; no se volverán musculosas a menos que se propongan hacerlo. Este programa, sin embargo, estimulará el tejido musculoso para ayudarlas a quemar grasa más rápidamente.

Además, el músculo es más denso que la grasa. Ocupa menos espacio. De hecho, cinco libras de músculo tienen aproximadamente la mitad de volumen que cinco libras de grasa. Y el músculo es lo que puede darles esas deseables curvas (para las damas) o músculos (para los hombres). El músculo no lo hará verse raro: mejorará su apariencia.

Concepto erróneo # 4: Sí, pero estoy comiendo correctamente. No necesito hacer ejercicio.

Eso no es verdad. La nutrición y el ejercicio balanceados (Banex) produce los mejores resultados. Cuando sigue el Plan de Comida de un Cuerpo Esbelto, estará en un estado *hipocalórico,* lo que significa que está funcionando con un ligero déficit en el departamento de calorías. Cuando su cuerpo se da cuenta de que no está recibiendo suficientes calorías, las buscará en otra parte. Sólo hay dos lugares: sus reservas de grasa y sus músculos. Desafortunadamente, es más fácil para su cuerpo agarrar músculo y demolerlo. Y por eso muchas dietas fracasan a largo plazo: las personas reducen calorías indiscriminadamente, el cuerpo mete la mano en los depósitos de músculo y el metabolismo disminuye. Lo que hace la dieta más difícil.

Pero si usted hace ejercicio todos los días, su cuerpo se detendrá antes de descomponer músculo. Su cuerpo pensará: *¡Eh, necesito estos músculos! ¡Me fatigan con pesas todos los días! Supongo que tendré que sacar esas calorías que necesito de los depósitos de grasa.* Ése es el proceso de pensamiento evolutivo inconsciente de su cuerpo. Hacer ejercicio, junto con un plan de comida inteligente, significa que usted puede estar en un estado hipocalórico, pero mantener sus músculos, que son de gran importancia.

Concepto Erróneo #5: Yo Puedo Hacer Ejercicio Por Un Tiempo, Pero Después Diré: "Al Diablo Con Él."

Incluso si no ha desarrollado el hábito de entrenar y comer bien y regularmente, puede programarse en cualquier momento para hacerlo. Muchos de nuestros hábitos diarios son simplemente cosas de rutina que hacemos repetitivamente. Todas las mañanas nos levantamos y nos duchamos de la misma forma, nos vestimos de la misma forma, comemos las mismas cosas en el desayuno, tomamos el mismo camino al trabajo, gritamos "Hola, amigo" a Bob el de Contabilidad con el mismo tono de voz y así sucesivamente. Si lo piensa, su vida diaria está hecha de docenas de rutinas.

Le pido añadir sólo otra rutina a su día: la rutina del ejercicio. Una vez que haga el compromiso de entrenar cada día, no importa lo que ocurra, todo lo que necesita es darle tiempo. Quizá tres o cuatro semanas. Las primeras dos semanas puede ser duro. Podría necesitar darse ánimo para continuar. Pero para la tercera y cuarta semanas, garantizo que será más fácil seguir con su programa. Para entonces estará notando grandes cambios en su cuerpo, y le parecerá casi natural entrenar todos los días. Y para el final de la fase inicial de doce semanas de este programa, el hábito del ejercicio formará parte de su ser interno.

LO ESENCIAL HASTA AHORA . . .

▮ Desarrollar músculo no sólo lo hará verse estupendamente, lo ayudará a quemar grasa más rápidamente.

▮ Usted podría pensar que no tiene tiempo para hacer ejercicio, pero usted verdaderamente *crea* tiempo cuando gasta sólo una mínima porción de su semana entrenando su cuerpo.

▮ La nutrición y el ejercicio balanceados (Banex) son como las dos ruedas de una bicicleta; intente utilizar una sin la otra y no irá deprisa a ninguna parte.

▮ Déle al programa sólo un mes. Después de ese punto, habrá formado su hábito de ejercicio, lo que hará más fácil terminar la Promesa de un Cuerpo Esbelto.

¿Se Siente Mejor con Esta Parte?

Estas falsas apreciaciones son muy familiares para mí. He oído a muchas personas decir las mismas cosas durante mis años de experto en acondicionamiento físico y de entrenador personal a miles de ellas. Y todo lo que hacen es evitar que la gente tenga el cuerpo que quiere.

Aquí tiene un anticipo: Hacer ejercicio sólo le va a ocupar el dos por ciento de su tiempo. Y le voy a decir que haga descansos frecuentes.

¿Todavía suena bien? Continúe leyendo.

Los Dos Tipos de Ejercicio

Hay dos tipos básicos de ejercicio, y usted probablemente ya está familiarizado con uno de ellos. El ejercicio **aeróbico** incluye actividades como el *jogging*, la natación, montar en bicicleta y correr huyendo de los perros bravos. La palabra *aeróbico* se traduce en la idea de que usted está consumiendo tanto aire durante los ejercicios como necesitan sus músculos para realizar esa actividad. Por eso, si su físico es aceptable puede sostener un ritmo de carrera durante veinte o treinta minutos, o quizá durante las 26.2 millas de un maratón.

El otro tipo de ejercicio, *anaeróbico,* es lo contrario. Los ejercicios anaeróbicos incluyen actividades tales como levantamiento de pesas y cortar leña, donde sus músculos están utilizando más oxígeno del que su corazón y sus pulmones pueden bombear hacia ellos. Por eso usted tiene que tomar bocanadas de aire frecuentes para recuperar el aliento, incluso si usted está en su mejor estado físico. Una vez que su respiración se estabiliza, la falta de oxígeno desaparece. Está listo para más trabajo.

El Programa de Entrenamiento de un Cuerpo Esbelto enfatiza un equilibrio entre el entrenamiento **anaeróbico** (levantamiento de pesas) y **aeróbico** (cardiovascular). Si usted quiere un cuerpo más esbelto, este método le dará los resultados más rápidos en el tiempo más corto: El entrenamiento con pesas estimulará su tejido musculoso como ningún otro ejercicio puede hacerlo, mientras que el cardiovascular fortalecerá su corazón y sus pulmones.

¿Por Qué Sólo Trotar no Adelgaza?

El ejercicio cardiovascular contribuye a los cambios corporales favorables. Pero es fácil hacer demasiado y sabotear su progreso. ¿Ha visto alguna vez un instructor de aeróbicos ligeramente regordete? Aunque esa persona podría estar dando media docena de clases al día, haciendo muchas horas de trabajo cardiovascular, puede estar quemando tejido musculoso junto con la grasa. El resultado es que el metabolismo se hace más lento. Suficientes tajadas de torta y es como si esas horas de trabajo nunca ocurrieron.

El ejercicio cardiovascular es importante para el corazón, pero también lo es el entrenamiento en resistencia. Y al contrario que el cardiovascular, el entrenamiento en resistencia puede poner su metabolismo a una marcha alta, ayudándolo a quemar grasa sin parar. El trabajo cardiovascular solo no es suficiente.

Hay beneficios en el entrenamiento aeróbico, que es por lo que yo quiero que haga trabajo cardiovascular en unión con el trabajo de levantamiento de pesas. El trabajo cardiovascular estimula su corazón y sus pulmones, y lo hace por un periodo continuado de tiempo, aumentando su capacidad pulmonar. También mantiene su sangre en movimiento, lo que lleva más nutrientes y oxígeno a sus músculos, al mismo tiempo que elimina toxinas y otras suciedades del tejido. (Me gusta pensar en ello como un lavado a alta presión para sus músculos.) Y por supuesto, el ejercicio cardiovascular ayuda a quemar grasa y toda ayuda cuenta.

"Todo lo que usted necesita es entrenamiento cardiovascular—no de pesas."

El ejercicio cardiovascular es todo para quemar calorías, no para estimular el tejido musculoso. Si no lo combina con una buena rutina de resistencia y un programa de nutrición como la Promesa de un Cuerpo Esbelto, hay posibilidades de que usted esté quemando calorías indiscriminadamente. (Esas calorías pueden no venir del glucógeno y la grasa solamente, sino también del tejido musculoso.) Por eso usted ve un montón de los que yo llamo *gordos flacos,* personas que van a clases de entrenamiento cardiovascular religiosamente, pero no logran añadir tono musculoso. El entrenamiento con pesas estimula todos los músculos del cuerpo, así que su cuerpo los mantiene—después de todo se utilizan regularmente—y no los descompone para producir energía. Mantener un equilibrio de entrenamiento cardiovascular y de pesas es la clave.

La Resistencia no es Inútil

Uno de los investigadores más famosos mundialmente sobre el acondicionamiento físico, el Dr. Ronald Bahr, del Instituto de Salud Ocupacional de Oslo, Noruega, estudió los efectos del ejercicio en el metabolismo y la combustión de grasas y llegó a un resultado realmente imponente. El Dr. Bahr descubrió que el ejercicio intenso (el entrenamiento de resistencia) quema más calorías por minuto, mantiene la masa musculoso y continúa quemando calorías mucho después de que usted ha salido del gimnasio.

Digamos que usted hace entrenamiento de resistencia durante treinta minutos. Los estudios del Dr. Bahr muestran que su tasa metabólica no sólo subirá, sino que permanecerá elevada durante las siguientes doce horas. Eso significa que usted podría irse a casa desde el gimnasio después del trabajo, tomar un snack, ver una película en el DVD, después ir a la cama…y *aún* seguir quemando calorías.

El Dr. Bahr descubrió también que el cuerpo tiende a utilizar la grasa como combustible después de una sesión de entrenamiento intenso. Durante el entrenamiento, su cuerpo está utilizando glicógeno musculoso (azúcar almacenada en los músculos y el hígado) y haciendo circular carbohidratos y algo de grasa como fuente de energía. Pero después del entrenamiento, se acelera y empieza a quemar depósitos de grasa. El estudio registró un aumento del 300 por ciento en la combustión de grasa después de una sesión de ejercicio intenso.

Si usted hace de su entrenamiento de resistencia—es decir, levantamiento de pesas—los cimientos de su rutina de ejercicio, y utiliza el trabajo cardiovascular, estará desarrollando músculo. Y desarrollar músculo aumenta su metabolismo. Considere esto: *Por cada libra de músculo que usted desarrolle, puede quemar de 30 a 50 calorías más diarias.* Una barra de dulce tiene unas 250 calorías. Aumente cinco libras de músculo y puede quemarla sin pensar siquiera en ella.

Como la Evolución, Sólo que Más Rápido

Cuando usted hace ejercicio, su meta es cambiar su cuerpo. Su cuerpo es un organismo biológico que require tiempo para adaptarse a cualquier estímulo nuevo que experimenta. Algunos son buenos; algunos no son tan buenos. Déle a su cuerpo el estímulo equivocado—por ejemplo: torta—y se adaptará (usted ya no cabrá en el esmoking que usó en la fiesta de graduación de secundaria). De la misma forma, si usted le da a su cuerpo el estímulo correcto—la rutina de entrenamiento de un Cuerpo Esbelto—podrá disfrutar de cientas ventajas. Una es un metabolismo acelerado.

La palabra *metabolismo* se usa mucho; hemos hablado de ella antes en la Cuarta Parte de este libro, referida a la dieta. Allí, usted aprendió que el metabolismo es realmente la suma total de todas las calorías que usted quema cada día, tanto cuando está activo como cuando está en reposo.

¿Qué tiene que ver una rutina de entrenamiento con el metabolismo? En breve, cuanto más tejido musculoso tiene en su cuerpo, y más estimula ese tejido musculoso, más se adaptará su cuerpo, y el resultado será un metabolismo más rápido. Es como la evolución, sólo que mucho más rápido, y a un nivel más personal.

Sus Músculos son Digitales

He lanzado las palabras estímulo y adaptación. Ahora echemos un vistazo a lo que ocurre exactamente con sus músculos cuando los somete a un entrenamiento intenso (el estímulo), y cómo reacciona su cuerpo (la adaptación).

Quiero que flexione su brazo e infle su bíceps.

¿Quiere saber qué está ocurriendo dentro de su brazo ahora mismo? Si cortáramos una sección transversal de su bíceps, se vería más o menos así:

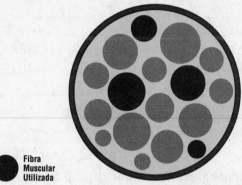

 Fibra Muscular Utilizada

Sección Transversal del Músculo
Carga ligera en el músculo

Esos pequeños círculos son sus fibras musculares y le permiten flexionar su brazo. Puesto que no está cargando ningún peso, su cuerpo no necesita utilizar muchas fibras musculares, quizá un puñado. El resto de esas fibras más laxas lo pasan bien, tomando aminoácidos y glucosa (azúcar), y pasándola bien.

Ahora imagine que va a hacer el mismo movimiento de flexión, pero alzando una mancuerna de treinta libras. Corte una sección transversal, y vería esto:

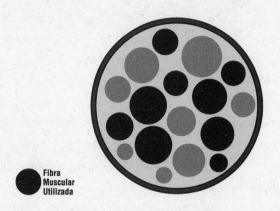

Sección Transversal de Músculo
Carga pesada en el músculo

Puesto que hay un peso involucrado, su cuerpo tiene que utilizar más fibras musculares. No puede utilizar solamente las mismas pocas fibras y esperar que se pueda hacer el trabajo. Por eso las fibras musculares se contraen de acuerdo con el *principio de todo o nada*. Cuando son estimuladas, las fibras individuales de un músculo se contraen todas o no se contraen en absoluto.

Si está familiarizado con las computadoras—o ha visto *The Matrix* una o dos veces—conoce el concepto básico del mundo digital, sólo ceros y unos. Es lo mismo con sus fibras musculares: están descansando (cero) o contrayéndose (uno). No hay 0.5, no hay fracciones, sólo ceros y unos.

Cuanto mayor sea el peso que usted utiliza durante un ejercicio, más fibras musculares se reclutan inicialmente para permitirle levantar ese peso. Después, con cada repetición de ese ejercicio, esas fibras originales se fatigarán y otras tendrán que ser reclutadas. Esto continuará hasta que todas las fibras musculares disponibles sean reclutadas, contrayéndose y eventualmente fatigándose.

¿Qué significa esto para su ejercicio de entrenamiento de resistencia?

Agarre la Ola

El *entrenamiento de resistencia progresivo* es sólo un término elegante para levantar pesas más pesadas progresivamente en una sucesión de rutinas. Al aplicar gradualmente más—o un tipo diferente—de peso a sus músculos cada vez que entrena, permitiéndole después a su cuerpo compensar a lo largo del proceso de recuperación, su cuerpo se adaptará incrementando la fortaleza de sus músculos.

Digamos que está haciendo un *curl* (levantamiento y flexiones de brazo con una pesa) y que planea hacer tres series con diez repeticiones en cada serie. En la primera serie, su cuerpo podría poner en funcionamiento entre el 40 y el 50 por ciento de las fibras de su bíceps para hacer el trabajo. Después de diez extensiones, alcanzará cierto nivel de fatiga.

Esto, marcado en un gráfico, se vería más o menos así:

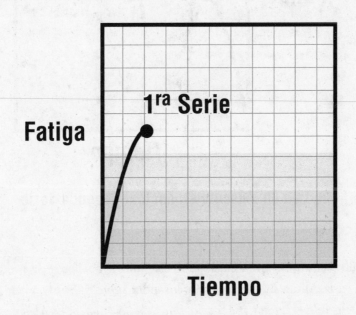

Fatiga en un Músculo en Acción: Primera Serie

Usted ha fatigado su músculo hasta cierto punto durante un tiempo y ahora va a descansar aproximadamente un minuto. El nivel de fatiga disminuye...pero no completamente.

Pero no descanse demasiado tiempo, sólo lo suficiente para tomar aliento. Esto puede ser más o menos un minuto. Haga otra serie de 10 *curls,* y su cuerpo pondrá en funcionamiento más fibras musculares para hacer el trabajo, recuerde, las primeras fibras no se han recuperado todavía completamente.

Ahora el gráfico se ve así:

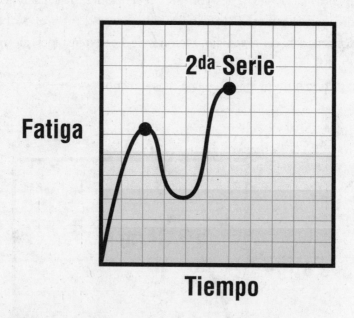

Fatiga en un Músculo en Acción: Segunda Serie

Sus músculos ahora se están cansando. De nuevo, no descanse mucho tiempo y haga otros diez *curls.* Ahora su cuerpo está pensando: *¿Qué? ¿Las fibras casi no están recuperadas de los dos primeros asaltos y se supone que debo levantar más? Mejor pongo aún más fibras en funcionamiento para apaciguar a este chiflado.*

Se utilizan más fibras, el nivel de fatiga sube...

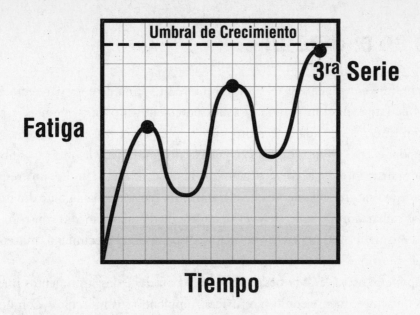

Fatiga en un Músculo en Acción: Tercera Serie

Felicitaciones. Su cuerpo puede que no se lo agradezca ahora mismo, pero ha alcanzado el **umbral de crecimiento,** que es la meta singular de su entrenamiento en pesas.

ES UN MITO:

"Los ejercicios específicos pueden derretir mis llantas."

Desafortunadamente, no hay reducción en un punto determinado. Diferentes personas almacenan grasa en lugares diferentes, es genético. Quizá el punto favorito de almacenamiento de su cuerpo son los muslos y la parte baja de la espalda. Quizá el de otra persona es el estómago. El hecho es que todos nosotros quemamos nuestros depósitos de grasa de forma diferente. No hay forma de enfocar o dirigir ese proceso. Su meta debería ser perder grasa en general. De esa forma, no necesitará reducir en puntos determinados. Estará reduciendo puntos en todo su cuerpo.

Entre en el Umbral

El umbral de crecimiento es el punto durante su rutina de entrenamiento en que el nivel de fatiga en el músculo es lo suficientemente alto para que una respuesta de crecimiento sea enviada al cerebro, diciéndole que el músculo necesita adaptarse para acomodar el trabajo futuro. Si su cerebro es un contratista de obra y sus fibras musculares son trabajadores de la construcción que han alcanzado su límite, una respuesta de crecimiento significa sencillamente que el contratista mejor les da algo de dinero y beneficios a esos trabajadores o si no va a ver una torre de oficinas a medio construir.

De la misma forma, su cerebro se adapta disparando el crecimiento musculoso y el aumento de fuerza. ¿Cómo ocurre esto?

Siempre que usted levanta pesas, en realidad produce desgarramientos microscópicos en sus músculos. Piense como si estuviera rompiendo sus músculos. Con descanso y hábitos de alimentación adecuados, su cuerpo rápidamente reconstruirá esos músculos y se volverán incluso más fuertes de lo que eran antes. ¿Recuerda la frase de *The Six Million Dollar Man (El hombre biónico)?* "Podemos reconstruirlo... tenemos la tecnología." Es completamente cierta. (Y usted no necesitará seis millones de dólares.)

Su meta durante una rutina de entrenamiento, entonces, debería ser agotar sus músculos según progresa el entrenamiento. Usted necesita que sus músculos se sientan cada vez más cansados hasta que alcance el punto donde están funcionalmente agotados. En este punto, más series o repeticiones son una pérdida de tiempo. El estímulo para el cambio ya ha sido enviado. Misión cumplida. Tome su pelota y vaya a casa.

Pero no es suficiente simplemente agotar esas fibras musculares. Hay otro factor que lo ayudará a alcanzar su umbral de crecimiento.

» Cómo Recuperarse

Para maximizar la habilidad de su cuerpo para recuperarse de los entrenamientos, hay dos cosas que usted necesita: mucho descanso y los nutrientes para reparar el daño celular que experimente durante los mismos.

Procure tener de siete a ocho horas de sueño ininterrumpido todas las noches. Durante el sueño, el tejido es reconstruido y los depósitos de energía reabastecidos. Es normal sentirse un poco cansado durante los primeros días cuando empieza el programa de ejercicios de la Promesa de un Cuerpo Esbelto. Pero si continúa despertándose cansado después de la primera semana, trate de aumentar la cantidad de sueño que está recibiendo. Una vez que su cuerpo se aclimate al programa, sentirá más energía y puede ser capaz de recortar un poco de sueño.

Hacer todas sus Comidas de Cuerpo Esbelto como se detalla en la Cuarta Parte, asegurará que usted está recibiendo todos los nutrientes que su cuerpo necesita para reconstruir el tejido musculoso y quemar la grasa corporal no deseada. Saltarse comidas hará más lenta su recuperación y retardará sus resultados.

"Más es mejor."

Uno de los errores más comunes entre los entrenadores de fuerza principiantes es hacer demasiado. Por eso quiero que usted haga exactamente lo que recomiendo en el programa de Cuerpo Esbelto, ni más ni menos. El equilibrio es la clave. Hacer demasiado lleva a un dolor excesivo, a entrenamiento excesivo y eventualmente a pérdida de motivación. Y no quiero que usted se rinda antes de empezar a ver sus increíbles resultados.

Después de un entrenamiento, la primera prioridad de su cuerpo es recobrar las calorías que gastó durante la sesión. Entonces su cuerpo establece un orden de trabajo para manejar la reconstrucción de tejido que destruyó durante el entrenamiento. Esto toma energía y tiempo. Si a su cuerpo se le exige demasiado durante un entrenamiento, va a ser duro para él manejar todo el abastecimiento y las reparaciones que necesita hacer. La recuperación ocurre cuando realmente usted está reconstruyendo el músculo. El entrenamiento excesivo supone peores resultados y dolor cuando sube un tramo de escaleras.

Intensidad: La Clave para el Éxito en la Rutina de Entrenamiento

Los maratonistas entrenan empezando con distancias cortas y eventualmente aumentan la duración de sus carreras. Para desarrollar músculo se necesita lo contrario: ejercicio corto, breve y pesado; en pocas palabras, intensidad.

La intensidad es la cantidad de trabajo que usted realiza en una cantidad de tiempo determinada. Para aumentar la intensidad, aumente la cantidad de trabajo (ejercicio) o disminuya el tiempo (los periodos de descanso) o, idealmente, ambos. La intensidad es lo que determina cómo responderá su cuerpo a sus entrenamientos porque sólo por medio de la intensidad alcanzará usted el umbral de crecimiento.

Digamos que usted hace *curls* con cincuenta libras diez veces. Después sale al cine. Dos horas más tarde, probablemente podrá hacer 10 *curls* de nuevo. Esto no es intensidad; es sólo jugar. Su cuerpo no tiene que adaptarse a nada. *¿Hacer diez curls cada dos horas? Ningún problema. Ya lo tiene cubierto.* En otras palabras, si toma un descanso demasiado largo, el músculo empieza a recuperar demasiado su fuerza original, y nuestra meta a lo largo del régimen de ejercicios es que el músculo esté progresivamente más cansado con cada serie sucesiva.

Pero si descansa sólo un periodo corto antes de hacer esa segunda serie de flexiones, podría ser capaz sólo de hacer ocho. Y la tercera vez, quizá seis. Su cuerpo está alarmado de repente. *Espere un momento, tengo mucho más trabajo del que puedo manejar. Mejor hago algo al respecto.* Así que manda una señal de adaptación al cerebro.

¿Cómo sabe si está descansando lo suficientemente entre ejercicios, o descansando demasiado? Deje que el cuerpo se lo diga. (Créame, lo hará.) Una vez que su respiración se estabilice, usted ha tenido suficiente descanso. Al principio, esto puede tomar unos cuantos minutos, especialmente si no está en forma. Pero a la larga puede acondicionarse para bajar el tiempo a un minuto.

Aquí tiene un regalo: puesto que usted se esforzará para mantener sus entrenamientos más intensos, estos serán más cortos. Y eso significa que no sólo obtendrá mejores resultados, sino que estará menos tiempo en el gimnasio. La eficiencia es la clave. Con el programa de un Cuerpo Esbelto, eliminará esfuerzo y tiempo derrochado. Todos podríamos utilizar tiempo extra, ¿verdad?

LO ESENCIAL HASTA AHORA...

■ La rutina de entrenamiento de la Promesa de un Cuerpo Esbelto es una combinación de entrenamiento anaeróbico (pesas), junto con algo de entrenamiento aeróbico (cardiovascular) suplementario. Tener un equilibrio entre los dos es un componente clave del Banex (nutrición y ejercicio balanceado).

■ El entrenamiento cardiovascular solo no puede dar a su cuerpo el músculo que necesita para quemar grasa más rápido, ni puede darle el cuerpo esbelto que usted desea.

■ La clave para desarrollar músculo no es lo largo de sus sesiones de entrenamiento, es cómo empuja a sus músculos al umbral de crecimiento en tres series solamente.

■ También es importante mantener sus entrenamientos concentrados y a la vez intensos, lo que disparará una respuesta en su cerebro que les dirá a los músculos que crezcan...¡y rápido!

Empecemos

Ahora es el momento para unas preguntas rápidas: ¿Tiene usted treinta libras o más de sobrepeso? ¿Y su idea de entrenamiento es levantarse del sofá para agarrar el control remoto y hacer un viaje rápido a la cocina a buscar otra lata de cerveza? Responda sinceramente; nadie lo está juzgando aquí. De hecho, lo admiro por el hecho de haber tomado este libro y haber leído hasta aquí, claramente quiere hacer cambios positivos en su vida.

"Si como bien, no tendré que hacer ejercicios."

Si usted no hace ejercicios, no está desarrollando tejido musculoso o gastando calorías extra. Esto lo lleva a una situación en la que si come demasiado, va a ganar peso. Esto le ocurre a mucha gente. Quizá en la secundaria no tuvo problema de peso. Después se gradúa y se da cuenta de que ya tiene treinta y cinco años y ha aumentado treinta libras. ¿Qué pasó? Las actividades de la juventud se han ido, pero usted conservó los mismos hábitos de alimentación y quizás desarrolló hábitos peores. ¿El resultado? Un rato embarazoso en la reunión de antiguos compañeros de clase.

Si su respuesta fue positiva, esta próxima sección es para usted. Éste es un programa fácil para ponerse al día, diseñado para animarlo a salir de un estilo de vida sedentario y a ponerse en la forma correcta para comenzar el programa completo de Entrenamiento de un Cuerpo Esbelto, sólo en dos semanas.

Si su respuesta fue negativa y usted cree que está listo para intentar el programa completo de doce semanas, salte hasta la página 123.

El Programa de Lanzamiento

Aquí tiene el plan: Durante las próximas dos semanas, usted va a disfrutar de un "buffet de muestra" de lo que sigue en las doces semanas siguientes. Aquí tiene una lista de nueve ejercicios. (Encontrará las descripciones completas a partir de la página 134.) Todo lo que tiene que hacer es completar una serie de cada ejercicio—

de 10 a 12 repeticiones—hacer una pausa para recuperar el aliento, después atacar el siguiente y continuar hasta acabar la lista:

1. Halado con las manos hacia abajo (espalda, página 150)
2. Flexión con barra de pie (bíceps, página 158)
3. Abdominales de piso (página 175)
4. Banco de prensa (pecho, página 134)
5. Prensa de barra sentado (hombros, página 140)
6. Extensión tríceps con barra acostado (tríceps, página 145)
7. Cuclillas o prensa de piernas inclinadas (piernas, cuádriceps, páginas 163 y 164)
8. Flexiones de piernas (piernas, extensores posteriores, página 167)
9. Levantamiento de pantorrilla de pie (pantorrillas, página 173)

Al día siguiente, no haga los ejercicios y haga veinte minutos de trabajo cardiovascular, bien en un trotador o en una bicicleta estacionaria. Al otro día, vuelva al circuito de ejercicios. Al siguiente, cardiovascular. Al siguiente, circuito. (¿Percibe un patrón aquí?) Haga esto durante dos semanas y estará en forma para el programa completo de doce semanas.

La idea es sacudir las telarañas de sus músculos y prepararlos para el programa completo. No importa cuál sea su estado físico, nunca es demasiado tarde para hacer un cambio y entrar en posesión de su cuerpo.

No se preocupe si al comienzo no se siente fuerte. La mayoría de las personas no se sienten fuertes, así que no está solo. No importa si utiliza cien o diez libras para un ejercicio. Todo lo que se requiere es su mejor esfuerzo personal. *La Promesa de un Cuerpo Esbelto* funciona para todo el mundo y funcionará para usted a la larga si se entrega con su mejor esfuerzo.

Su Fórmula Sencilla de Rutina de Entrenamiento para un Cuerpo Esbelto

¿Listo para el programa completo de doce semanas? No entre en el gimnasio todavía. Es importante llegar a la puerta de entrada con un plan de batalla.

Yo siempre digo: Si usted fracasa en planear está planeando fracasar. Por eso quiero hacer su planificación tan fácil como sea posible. Empiece por planear sus rutinas de entrenamiento mensualmente, utilizando el Planeador Mensual de Éxito en Rutinas de Entrenamiento de las páginas 210–211 de la parte de atrás de este libro. Después planee sus rutinas diarias utilizando el Planeador Diario de Éxito de Rutinas de Entrenamiento de las páginas 204–205. Fotocopie la tabla, después llévela con usted al gimnasio y marque los ejercicios según los hace.

En el programa de un Cuerpo Esbelto, quiero que haga algo todos los días, entrenamiento con pesas o cardiovascular. No hay ningún día libre. No se queje, este programa está diseñado para ayudarlo a eliminar grasa corporal lo más rápido posible. Con sólo treinta minutos de ejercicio todos los días, usted estará realmente vaporizando grasa. (No se quejará cuando pierda unas cuantas tallas, ¿verdad?) Piense en los treinta minutos diarios de entrenamiento como sólo 210 minutos—sólo tres horas y media—de las 168 horas de la semana. Es importante que se acostumbre a la idea de la actividad diaria como parte de su vida.

El plan de un Cuerpo Esbelto funciona en un ciclo de tres días:

Día 1: Entrenamiento con pesas
Día 2: Más entrenamiento con pesas
Día 3: Trabajo cardiovascular

Después usted sencillamente repite el ciclo. Si tiene que tomarse un día libre, simplemente vuelva a empezar donde lo dejó.

Ahora seamos más específicos.

El Abecé de la Rutina de Entrenamiento

Rutina A

Entrene los **músculos que empujan:** o sea, primero el pecho, después los hombros y después los tríceps. Estos músculos lo ayudan a empujar peso *lejos* de su cuerpo.

Rutina B

Entrene los **músculos que halan:** es decir, los músculos de la espalda y los bíceps, que son los músculos que ayudan a halar peso hacia su cuerpo.

Rutina C

Finalmente, nos tocan los **músculos que sirven para patear y agacharse:** piernas, pantorrillas y abdominales.

¿Necesita una imagen? No hay problema. Aquí tiene una guía rápida y fácil de esos músculos mayores, utilizando como ejemplo mi cuerpo durante mis años competitivos. (Utilizamos esta foto porque es más fácil ver los músculos sobresaliendo):

El orden dentro de cada rutina es importante. Por ejemplo, mire la Rutina A. Durante el trabajo de pecho, también está usted utilizando los hombros y los tríceps; durante el trabajo de hombros, también está utilizando los tríceps. Una vez que llegue a los tríceps, estos estarán relativamente cansados, no se necesitará mucho para estimularlos.

Puede que se haya dado cuenta de que hay dos días consecutivos de rutinas de entrenamiento en pesas, seguido de un día de cardiovascular, y sin embargo hay tres sesiones separadas de entrenamiento con pesas. Eso se debe a que usted estará rotando las rutinas durante el ciclo de entrenamiento como se muestra abajo. Así es como va a organizarlo todo, con tres ciclos de muestra:

Día 1 (lunes)	A
Día 2 (martes)	B
Día 3 (miércoles)	cardiovascular

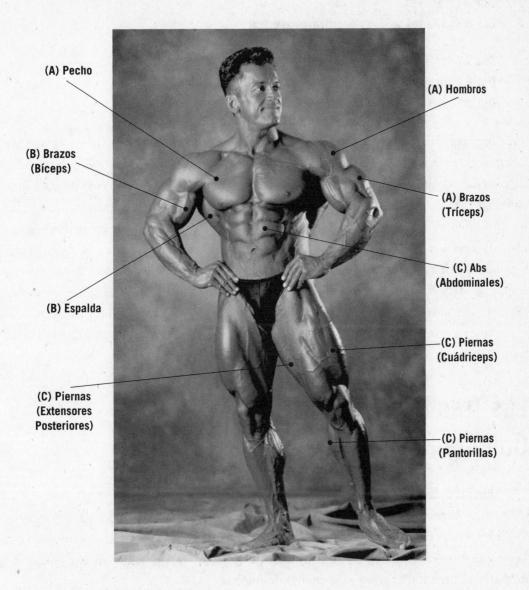

(A) Pecho

(A) Hombros

(B) Brazos
(Bíceps)

(A) Brazos
(Tríceps)

(C) Abs
(Abdominales)

(B) Espalda

(C) Piernas
(Cuádriceps)

(C) Piernas
(Extensores
Posteriores)

(C) Piernas
(Pantorillas)

Los Músculos y sus Rutinas de Entrenamiento Correspondientes

Día 4 (jueves)	C
Día 5 (viernes)	A
Día 6 (sábado)	cardiovascular
Día 7 (domingo)	B
Día 8 (lunes)	C
Día 9 (martes)	cardiovascular

Para resumir, usted alternará las rutinas de pesas cada dos días. Esto es estupendo por muchas razones. Una, no se aburrirá con la misma rutina de tres días. (Con la variedad de ejercicios de los módulos de entrenamiento de un Cuerpo Esbelto, tendrá suficiente variedad para mantenerse, usted y sus músculos, entretenido por semanas). Además, les da a los diferentes músculos el tiempo que necesitan para recuperarse. Si usted trabaja sus músculos pectorales el lunes, no los va a estar esforzando de nuevo hasta el viernes, lo que significa que habrán tenido cuatro días para descansar y adaptarse. Mientras tanto, esa sesión de cardiovascular que usted tuvo el miércoles lo ayudará a obtener más nutrientes para sus pectorales y a liberar todas las toxinas que han estado almacenando.

En muchos sentidos este programa es lo mejor de los dos mundos: mucha actividad y mucho tiempo de recuperación.

Las Tres Cosas Esenciales:
Calentar, Levantar y Descansar

Ahora está listo para las tres cosas esenciales del entrenamiento.

Antes de realizar la primera serie, necesita calentar. Eso es porque sus múscu-los son como cauchos. Cuando usted hace ejercicios, pone tensión en esos cauchos. Los tendones—el tejido que fija el músculo al hueso—no son tan elásticos como los músculos. El tendón es como una cuerda de nilón.

Si sus tendones y músculos están calentados, se vuelven más elásticos y tolerantes con las cargas que se les imponen. Eso es lo que estamos tratando de lograr con el calentamiento, lo que es especialmente importante en los días fríos. La idea es calentar los músculos de modo que se vuelvan menos propensos a la lesión.

Así que antes de la primera serie, tome el primer ejercicio de su lista para ese día, ponga un peso mucho más liviano de lo habitual, haga una serie o dos y despierte esos músculos. Puede que incluso desee calentar su cuerpo con cinco minutos de calistenia o de ejercicio en bicicleta estacionaria. *Ahora* está listo para el trabajo pesado.

Cómo Levantar: Estimule, No Aniquile

La primera parte de levantar un peso es escogerlo. Usted no quiere algo demasiado liviano, de lo contrario no tendrá una oportunidad de alcanzar su umbral de crecimiento. De la misma manera, no quiere algo que lo sujete al suelo del gimnasio.

Lo ideal es seleccionar un peso que pueda levantar unas diez veces. Y la décima vez debería ser difícil de levantar. Parte de ello es cuestión de ensayo y error; tendrá que experimentar para ver con cuánto puede. Pero aquí está la rutina ideal de levantamiento para cada parte del cuerpo:

Cada *rep* (*repetición,* un solo movimiento de ejercicio) debería tomar uno o dos segundos levantar y luego dos o tres segundos volver a la posición inicial. La idea es mantener la tensión del músculo todas las veces. Trate de resistir el deseo de lanzar hacia arriba y dejar que el impulso le de una mano. Al mismo tiempo, no deje que la gravedad lo ayude a bajar el peso. Una regla básica útil: haga como si la pesa fuera un bebé. No lanzaría o arrojaría a un bebé, ¿verdad? (Y tampoco haría banco de prensa con un bebé, pero no entremos en eso.)

Consejos Rápido

Si realmente quiere quemar grasa rápidamente, recomiendo especialmente hacer cardiovascular extra. La Rutina B tiende a ser la más fácil de las tres, así que añada treinta minutos de *jogging* o bicicleta estacionaria después del entrenamiento con pesas. De esa forma, en un periodo de siete días, tendrá cuatro periodos de cardiovascular en vez de dos. Y quemará grasa aún más rápido.

"Yo hago ejercicio, así que puedo comer dulces cuando quiera."

Lo que coma es extremadamente importante cuando está haciendo entrenamiento de resistencia. Cuando usted rompe sus músculos y ordena reparaciones, su cuerpo busca algo con lo que reconstruir. Coma dulces y su cuerpo le hará muecas. *¿Azúcar y grasa? ¡No puedo reconstruir con eso!* Mientras tanto, esos dulces están elevando su insulina y aumentando sus depósitos de grasa, haciendo que usted engorde a pesar de su duro trabajo. Una nutrición balanceada es importante.

Calentamiento

Dos series del primer ejercicio con un peso ligero. (Esto no cuenta como dos series de su rutina de entrenamiento.)

Ejercicio # 1

Seleccione un peso que pueda levantar diez veces, entonces realice el ejercicio. Ésta es su primera serie, o sea "una serie controlada de repeticiones." Si esto fue demasiado fácil, aumente el peso para la segunda serie. Ahora realice la segunda serie. Descanse lo suficiente para recuperar el aliento, después en la serie tercera y final, busque el agotamiento. Quizá puede hacer seis reps, (repeticiones) quizá más. Pero debería trabajar realmente para agotar ese músculo y dar a su cerebro el estímulo que necesita antes de ordenar más fuerza.

Ejercicio #2

Repita el proceso. (Si quiere hacer una serie de calentamiento por precaución, hágala.) Pero esta vez, haga tantas repeticiones como pueda en las dos últimas series. Después de este ejercicio, ha terminado con esa parte del cuerpo. Es hora de pasar a la siguiente.

>> Ejercicios que Deberían ser Prohibidos

Usted podría pensar—parafraseando a Will Rogers—que nunca me tropecé con un ejercicio que no me gustara. Esto no es cierto. Hay dos ejercicios en particular que yo quisiera que fueran prohibidos.

¿El primero? Los abdominales. A todo el mundo le han enseñado que los abdominales son buenas para la cintura. Pero cuando sus piernas están rectas, como están en la forma tradicional de los abdominales, los músculos que se mueven son los *psoas,* un grupo de músculos poco conocidos que van del interior del área pélvica a la parte baja de la espalda. Los músculos *psoas* hacen poco por la cintura y hacerlos trabajar excesivamente puede estresar su zona lumbar. ¿Quiere una forma sencilla de convertir este relativamente inútil ejercicio en uno benéfico? Doble sus rodillas, lo que mágicamente transforma un abdominal en un abdominal de piso. Entonces se vuelve un ejercicio puramente abdominal, sin intervención de los *psoas* y los flexores de las caderas.

El otro ejercicio se llama Buenos Días, en el que usted toma una barra de pesas, la apoya a través de su espalda y después se dobla. Probablemente se ha ganado el nombre porque si usted lo hace demasiado, inevitablemente estará gritando: "¡BUENOS días!" Bien, deje de gritar. Este ejercicio es extremadamente estresante para su región lumbar. En vez de eso, haga levantamientos de pesos muertos e hiper-extensiones para darle a su región lumbar un entrenamiento adecuado. (Mire las páginas 155 a 157)

Ahora sólo tiene una o dos partes del cuerpo más que poner a trabajar, dependiendo del día de entrenamiento. No intente hacer explotar sus músculos; los debe agotar de forma muy controlada. Se llama *trabajar el músculo hasta el agotamiento,* el punto en el que no puede hacer más trabajo sin ayuda.

Una nota rápida: Sea cuidadoso con intentar trabajar sus piernas hasta el agotamiento. A los instintos de supervivencia de su cuerpo no les gusta cuando sus piernas no pueden funcionar más; de lo contrario ¿de qué otra forma se supone que saldrá del gimnasio y se dirigirá a su próxima comida?

Cómo Descansar: Respiros Rápidos

Descanse el tiempo suficiente entre las series de ejercicios para recuperar el aliento antes de comenzar la siguiente serie. En general, debería descansar un minuto más o menos entre las series de ejercicio que trabajan con las partes del cuerpo más pequeñas como los brazos y los abdominales; grupos grandes de músculos como las piernas pueden requerir dos minutos o más. No descanse más de lo que necesita, pero deje que su cuerpo le diga cuándo la falta de oxígeno desaparece y usted está listo para más. Eso es cuando la respiración se ha normalizado.

También podría tomar un simple cronómetro y ponerlo en un minuto. De esa forma, puede entrenarse para alcanzar lo ideal—un minuto de descanso entre series— antes de pasar al siguiente. Un cronómetro con alarma sirve igual. Esos cronómetros son especialmente útiles si encuentra a alguien en el gimnasio que es hablador. "¡Epa! Está sonando la alarma de mi reloj. Me encantaría seguir escuchando sobre el nuevo programa de expansión de su compañía, pero tengo que empezar la siguiente serie."

Este descanso entre ejercicios, por cierto, debería durar el tiempo que le lleve preparar la máquina o las pesas para el siguiente ejercicio. El descanso entre las distintas partes del cuerpo puede ser de tres a cinco minutos.

Su Menú de Ejercicios para un Cuerpo Esbelto

He seleccionado cuidadosamente ejercicios que pueden ser hechos bien con un equipo mínimo en un gimnasio casero o en máquinas en cualquier gimnasio local o profesional. Sencillamente escoja la parte del cuerpo que vaya a trabajar ese día,

	Módulo 1	Módulo 2	Módulo 3
Rutina A PECHO	Banco de Prensa Banco de Prensa con Mancuerna Banco de Prensa Inclinado	Mariposas Planas Repeticiones Pectorales Mariposas Inclinadas	
Rutina A HOMBROS	Prensa de Barra Sentado Prensa de Mancuerna Sentado Prensa en Máquina	Levantamiento Laterales con Mancuerna Levantamiento de Laterales y Doblado con Mancuernas	
Rutina A BRAZOS (TRÍCEPS)	Extensión de Tríceps con Barra Acostado Extensión de Tríceps Sobre la Cabeza con Mancuerna	Empuje Hacia Abajo de Tríceps Flexiones Flexiones en Banco	
Rutina B ESPALDA	Halado con las Manos Hacia Abajo Halado con las Manos Hacia Arriba	Remado con Barra Remado con Mancuerna Doblado Remado con Mancuerna con un Brazo	Hiperextension Levantamiento de Peso Muerto con Mancuerna Levantamiento de Peso Muerto con Barra
Rutina B BRAZOS (BÍCEPS)	Flexión con Barra de Pie Flexión con Barra Sentado	Flexión de Mancuerna Concentrada Flexión de Mancuerna Alternada Flexión de Martillo con Mancuerna, Alternada	
Rutina C PIERNAS (CUÁDRICEPS)	Cuclillas Prensa de Piernas Inclinada	Extensión de Piernas Embestida con Mancuernas	
Rutina C PIERNAS (EXTENSORES POSTERIORES)	Flexiones de Piernas Flexiones de Piernas Acostado y con Toalla	Peso Muerto con Mancuerna y las Piernas Rectas Peso Muerto con Barra y las Piernas Rectas	
Rutina C PIERNAS (PANTORRILLAS)	Levantamiento de Pantorrilla (máquina) Levantamiento de Pantorilla con Barra	Levantamiento de Pantorrilla, de pie Prensa de Pantorrilla (máquina)	
Rutina C ABS	Abdominales de Piso Maquina para Abdominales	Levantamiento de Piernas Colgando Levantamiento de Piernas Acostado	

seleccione un ejercicio del primer módulo, otro ejercicio del segundo módulo y después póngase a trabajar.

Por ejemplo, si está trabajando su pecho hoy, podría escoger la Mancuerna en Banco de Prensa, del módulo 1, seguido de las Repeticiones Inclinadas, del módulo 2. La siguiente vez que trabaje el pecho (tres días después), podría escoger el Banco de Prensa

Inclinado, del módulo 1, seguido de las Repeticiones Planas, del módulo 2. El punto es no permitir que su cuerpo—o su mente—se aburra con la rutina.

Si prefiere estar en casa, compre un equipo de mancuernas de 110 libras y un banco simple. El equipo no tiene que ser de lujo, y no debería costarle más de un par de cientos de dólares. Si quiere, puede comprar un equipo de mancuernas ajustables de bloques de fuerza (www.powerblocks.com).

Pero por el mismo costo aproximado de organizar un gimnasio casero puede inscribirse en un gimnasio local. Escoja uno que le parezca bien a usted. Si no se siente contento con un gimnasio, visite otro. Y otro, hasta que encuentre el que más le guste. Hable con el administrador y consiga la información pertinente, de qué trata el club, cómo es la

UNA NOTA SOBRE LOS SÍMBOLOS

 significa un ejercicio que puede ser realizado en la comodidad de su casa con equipo mínimo, o en un gimnasio profesional

 significa un ejercicio que puede ser realizado en cualquier gimnasio profesional reputado.

¡SU SALUD ES LO PRIMERO!

Antes de intentar cualquiera de estos ejercicios, asegúrese con su médico de que usted está perfectamente con respecto a su salud física. (Sobre todo por los ejercicios de espalda, especialmente si tiene un historial de dolencias de espalda.) Éste es un programa que usted seguirá por su cuenta. ¡No hay salvavidas a cargo!

Una Guía de Principiantes para Comenzar

Una de las razones por las que la gente se desanima con sus rutinas de entrenamiento es que erróneamente creen que más es mejor. "¡Grandioso!," exclaman. "Voy a ponerme en forma." Empieza a sonar en su cabeza el tema musical de la película *Rocky*...y terminan doloridos o lesionados y al final abandonan el gimnasio para siempre.

Déle a su cuerpo una oportunidad de adaptarse lentamente; es peligroso hacer demasiado, demasiado pronto. Hay una mentalidad de que "sin dolor no hay ganancia" en el mundo del acondicionamiento físico. La idea es que desafiar a sus músculos, forzándolos a adaptarse, no tendría que doler. Si su cuerpo se siente dolorido y cansado, la química de su cerebro se afectará y usted no será una persona feliz. Y tendrá más probabilidad de dejar pasar su próxima ida al gimnasio.

Hay que vigilar otras cosas. Durante el primer par de sesiones de entrenamiento en pesas—especialmente si no está acostumbrado al ejercicio—podría sentir algunas náuseas. Eso es normal; sus músculos probablemente están expulsando un montón de subproductos de desecho. O quizás tomó la última comida demasiado cerca de su sesión de entrenamiento. Si se siente enfermo o suda frío, o se pone pálido de repente...escuche a su cuerpo. Es hora de detenerse. Cuando vuelva al día siguiente, encontrará que puede hacer un poco más. No se desanime. Las toxinas y subproductos se limpiarán con cada sesión, y esas sensaciones desaparecerán.

clientela. No se sienta presionado a firmar un contrato con un gimnasio que no convenga a sus necesidades. Todo gimnasio respetable le proporcionará una sesión de prueba gratis antes de firmar. ¿No le gusta? Siga mirando.

Banco de Prensa 🏠

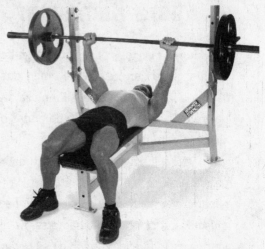

{A}

EL PUNTO DE PARTIDA Éste es probablemente el ejercicio más conocido, junto con las abdominales de piso. Simplemente acuéstese sobre un banco de ejercicio con los pies planos sobre el suelo. Agarre la barra de pesas colocando las manos al ancho de los hombros, después levántela de forma que quede a un brazo de distancia y en línea recta con sus hombros.

CONSEJO | Ayuda mantener la cabeza y las caderas apoyadas en el banco, el pecho alto y la espalda ligeramente arqueada.

{B}

EL MOVIMIENTO Baje la barra hasta el pecho (más o menos al nivel de las tetillas). Los codos deben mantenerse atrás y su pecho alto. Inhale mientras baja; exhale mientras empuja hacia la posición inicial. La idea es no dejar que la barra caiga sobre su pecho, sino que usted controle el movimiento todo el tiempo.

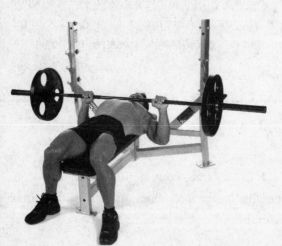

RUTINA A › PECHO

Banco de Prensa 🏠

{A}

EL PUNTO DE PARTIDA Éste es similar al banco de prensa, sólo que utilizando un par de mancuernas. Acuéstese en un banco de entrenamiento con los pies planos sobre el suelo. Sujete una mancuerna en cada mano justo sobre los hombros, con las palmas mirando hacia los pies y los codos hacia afuera.

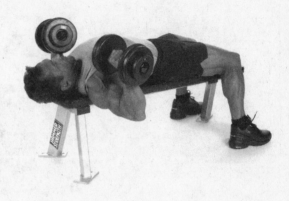

CONSEJO | El movimiento de las pesas debe ser en línea recta sobre su clavícula, no sobre la cara o el vientre.

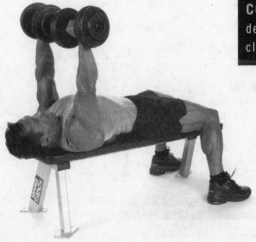

{B}

EL MOVIMIENTO Empuje las pesas hacia arriba hasta extender los brazos completamente, después baje suavemente las mancuernas de nuevo hasta los hombros.

RUTINA A > PECHO

La Rutina de Entrenamiento 135

Banco de Prensa Inclinado

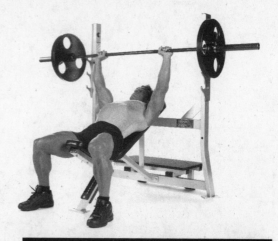

{A}

EL PUNTO DE PARTIDA Acuéstese de espalda en un banco inclinado. Tome la barra del soporte utilizando un agarre que sea aproximadamente del ancho de los hombros. Ahora está listo.

CONSEJO | Cuando baje el peso, hágalo hacia la parte superior del pecho; tenga cuidado de no golpearse la cara o el cuello.

{B}

EL MOVIMIENTO Inhale mientras baja la barra hasta la parte superior del pecho, después exhale mientras vuelve al punto de partida. La cabeza y las caderas deben estar apoyadas sobre el banco, su pecho alto y su espalda ligeramente arqueada. Como con el banco de prensa, no deje que la gravedad o el impulso hagan el trabajo: controle el peso todo el tiempo.

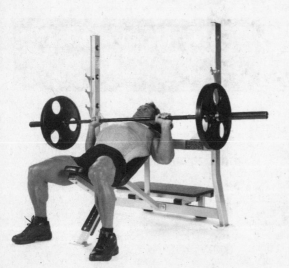

RUTINA A › PECHO

MÓDULO 2 Mariposas Planas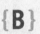

{A}

EL PUNTO DE PARTIDA   Acuéstese en un banco de entrenamiento con dos mancuernas sujetas juntas sobre su pecho, con los brazos extendidos completamente. Sus palmas deben mirar hacia adentro y sus codos deben mantenerse ligeramente doblados durante el ejercicio.

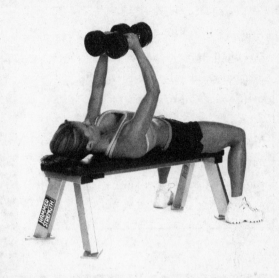

CONSEJO | No baje las pesas más allá de su torso.

{B}

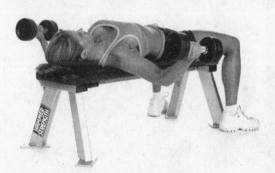

EL MOVIMIENTO   Inhale mientras baja las mancuernas hacia afuera y a cada lado del pecho hasta que estén aproximadamente parejas con los lados de su pecho. (Imagínese haciendo un semicírculo con ambas pesas sobre su cuerpo.) Mantenga el pecho alto y la espalda ligeramente arqueada. Ahora regrese a la posición inicial sobre su cuerpo, exhalando mientras lo hace.

RUTINA A ≫ PECHO

La Rutina de Entrenamiento   **137**

MÓDULO 2 Repeticiones Pectorales

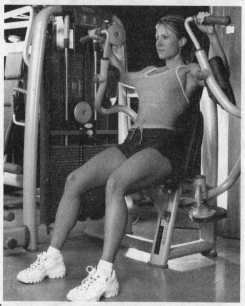

{A}

EL PUNTO DE PARTIDA Éste es esencialmente un movimiento de mariposa, excepto que se realiza en posición vertical, en una máquina. Siéntese en la máquina. Coloque sus antebrazos contra las almohadillas. Agarre las asas (si las hay) con las manos.

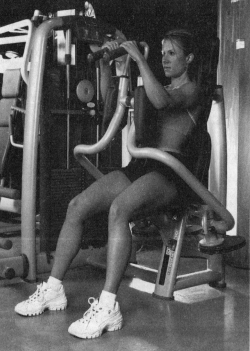

CONSEJO I Empuje desde los codos, no con las manos. Esto reducirá la presión en las articulaciones de sus hombros.

{B}

EL MOVIMIENTO Inhale. Manteniendo el pecho hacìa arriba y la espalda ligeramente arqueada, presione las almohadillas con los antebrazos para traer las almohadillas hacia delante frente a su pecho o tan juntas como sea posible. Exhale, sin dejar que su pecho se pliegue. Repita.

RUTINA A › PECHO

Mariposas Inclinadas 🏠

{A}

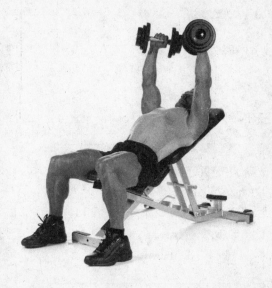

EL PUNTO DE PARTIDA   Éste es similar al ejercicio de mariposas planas, sólo que utilizando un banco inclinado. ¿Cuál es la diferencia? Con frecuencia un cambio de posición puede trabajar sus músculos en formas diferentes; usted debe mantener siempre sus músculos respondiendo a requerimientos variados. El banco inclinado envía la presión a los músculos de la parte superior de su pecho. Para comenzar, acuéstese sobre un banco inclinado con dos mancuernas livianas sujetas juntas sobre la cabeza, con los brazos extendidos. Sus palmas deben mirar hacia adentro.

CONSEJO | Mantenga el pecho alto, incluso mientras exhala, para lograr una contracción mejor.

{B}

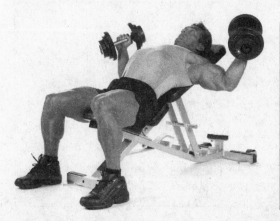

EL MOVIMIENTO   Inhale mientras baja las mancuernas hacia cada lado del pecho hasta que estén más o menos a la altura de los lados de su pecho. Mantenga el pecho alto y ligeramente arqueada la espalda. Ahora regrese a la posición de partida sobre su cuerpo, exhalando mientras lo hace.

RUTINA A › PECHO

La Rutina de Entrenamiento   **139**

Prensa de Barra Sentado

{A}

EL PUNTO DE PARTIDA Aquí tenemos un ejercicio de prensa clásico. Levante la barra hasta los hombros. Siéntese suavemente en el extremo del banco.

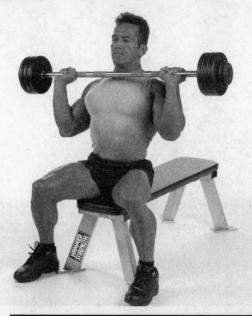

CONSEJO | Mantenga los ojos en la barra mientras la levanta sobre la cabeza. Esto lo ayudará a estabilizar la barra y evitar que se golpee la cabeza.

{B}

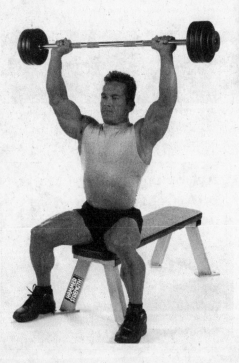

EL MOVIMIENTO Inhale. Manteniendo los codos hacia adentro, levante la barra sobre la cabeza. Sus codos no deben trancarse completamente al final del movimiento. Ahora baje suavemente la barra hasta el pecho y déjela descansar ahí. Exhale mientras baja el peso.

RUTINA A ❯ HOMBROS

Prensa de Mancuerna Sentado 🏠

{A}

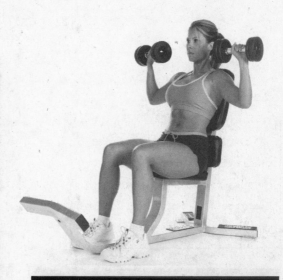

EL PUNTO DE PARTIDA   Agarre dos mancuernas y siéntese en un banco de entrenamiento. Levante las pesas hasta los hombros, con las palmas hacia adentro. Asegúrese de que sus pies están firmemente apoyados, su pecho alto, su cabeza erguida y su espalda derecha.

CONSEJO | Rote las mancuernas ligeramente mientras las levanta de forma que sus cabezas se toquen en la parte alta del movimiento. Rótelas en el sentido contrario mientras las baja, de forma que sus palmas se enfrenten de nuevo.

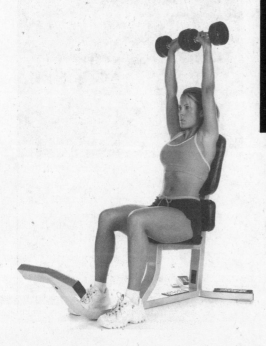

{B}

EL MOVIMIENTO   Manteniendo los codos adentro, levante las mancuernas sobre la cabeza hasta la distancia de los brazos. Inhale antes de levantarlas y después exhale mientras baja las pesas a su posición inicial.

RUTINA A ⟩ HOMBROS

La Rutina de Entrenamiento   141

Prensa en Máquina

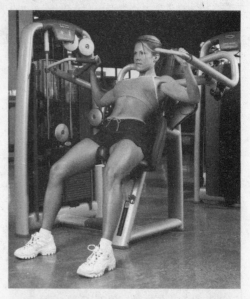

{A}

EL PUNTO DE PARTIDA Siéntese en el banco de la máquina de prensa y agarre la barra de los hombros. Los pies deben estar planos sobre el piso, el pecho alto y la espalda derecha.

CONSEJO | La clave para usar máquinas de prensa es hacer movimientos lentos y controlados. No empuje la barra hacia adelante como si fuera a derribar una pila de cajas; hágalo suavemente, después devuelva la barra suavemente. Esta tensión controlada duplicará sus resultados.

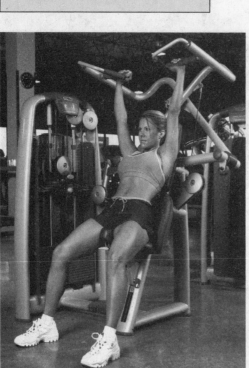

{B}

EL MOVIMIENTO Inhale, luego presione la barra hasta extender los brazos. Exhale mientras vuelve suavemente a la posición inicial.

RUTINA A ❯ HOMBROS

Levantamiento Laterales con Mancuerna 🏠

{A}

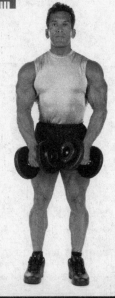

EL PUNTO DE PARTIDA Párese con los pies separados al ancho de los hombros. Agarre dos mancuernas y manténgalas frente a los muslos, con las palmas hacia adentro y las mancuernas tocándose. Incline la cintura ligeramente hacia delante, lo suficiente para que las mancuernas se separen de los muslos.

CONSEJO | Las mancuernas, en su punto más alto, deben estar ligeramente más arriba que el nivel de los hombros. Gire las manos ligeramente de forma que el meñique de ambas manos esté más alto que el resto de la mano. Evite la tendencia a dejar que las mancuernas caigan a la posición inicial.

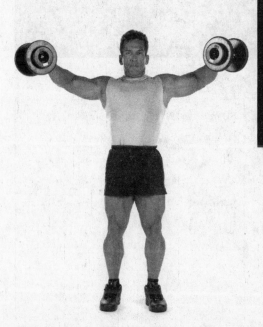

{B}

EL MOVIMIENTO Inhale, después lleve las mancuernas hacia arriba y afuera, hacia los lados, de forma controlada. Inhale mientras está levantando las pesas y exhale mientras las baja lentamente.

RUTINA A ❯ HOMBROS

MÓDULO 2 · Levantamiento Laterales con Mancuernas Doblado

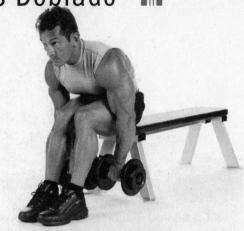

{A}

EL PUNTO DE PARTIDA Siéntese al extremo de un banco de entrenamiento con los pies planos sobre el piso y las piernas juntas. Inclínese hacia delante hasta que el pecho toque la parte alta de los muslos. Agarre dos mancuernas y colóquelas detrás de las piernas, entre las pantorrillas y el banco de entrenamiento.

CONSEJO | Ayuda mantener los brazos ligeramente doblados cuando realiza este ejercicio. Gire las manos mientras levanta las mancuernas de modo que los dedos meñiques estén más altos que el resto de las manos.

{B}

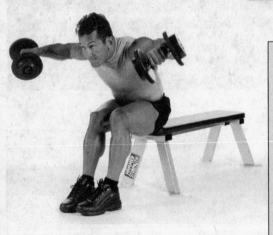

EL MOVIMIENTO Inhale, después levante ambas mancuernas hacía afuera, a cada lado, hasta que sus brazos estén paralelos con el piso. Luego, en forma lenta y firme, baje los brazos hasta la posición inicial. No levante el torso de la posición inicial, de lo contrario pondrá otros músculos a ayudar a los hombros. Deje que ellos hagan el trabajo.

RUTINA A 〉 HOMBROS

144 · **LA PROMESA DE UN CUERPO ESBELTO**

Extensión de Tríceps con Barra Acostado 🏠

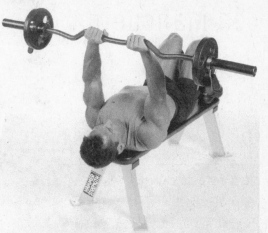

{A}

EL PUNTO DE PARTIDA Agarre una barra de pesas y acuéstese en un banco de entrenamiento. Sus manos deben estar separadas sobre la barra aproximadamente un pie. Empuje la barra hacia arriba hasta extender los brazos, en línea recta sobre los hombros.

CONSEJO | Si sus antebrazos y bíceps se tocan en el punto más bajo de este ejercicio, está haciéndolo bien. Tenga cuidado de bajar lentamente y de forma controlada, de modo que no se golpee accidentalmente la cara.

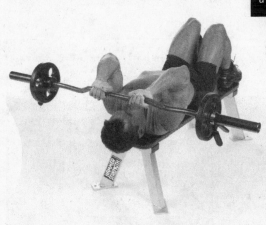

{B}

EL MOVIMIENTO Inhale, después baje la barra hasta justamente encima de la frente. Sus codos deben permanecer apuntando al techo. Ahora empuje la barra de vuelta a la posición inicial haciendo el mismo arco de movimiento.

RUTINA A ▷ BRAZOS (TRÍCEPS)

La Rutina de Entrenamiento   145

Extensión de Tríceps Sobre la Cabeza con Mancuerna 🏠

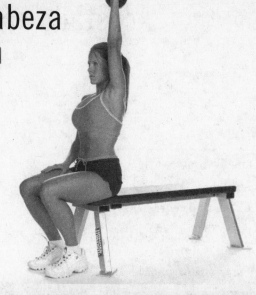

{A}

EL PUNTO DE PARTIDA Agarre una mancuerna en una mano y levántela sobre la cabeza. Puede estar de pie o sentado para este ejercicio.

CONSEJO | Tenga cuidado de no dejar caer la mancuerna sobre el cuello o la cabeza.

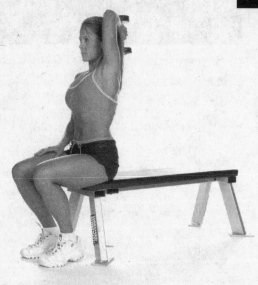

{B}

EL MOVIMIENTO Inhale, después baje lentamente la mancuerna por detrás de la cabeza tanto como pueda hacerlo con comodidad. Vuelva a la posición inicial, exhalando mientras lo hace. Debe mantener los brazos arriba cerca de los lados de la cabeza y los codos apuntando al techo mientras hace este ejercicio.

RUTINA A ⟫ BRAZOS (TRÍCEPS)

Empuje Hacia Abajo de Tríceps

{A}

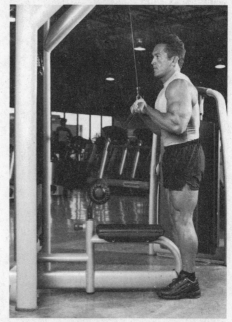

EL PUNTO DE PARTIDA   Párese frente a la máquina de empuje hacia abajo con los pies separados a la distancia del ancho de los hombros. Agarre la barra con las manos a una distancia de unas ocho pulgadas. Las palmas deben estar mirando hacia abajo y sus antebrazos y bíceps deberían estar tocándose.

CONSEJO I Para ejercitar realmente los tríceps, asegúrese de que la parte alta de los brazos está firme a los lados durante todo el ejercicio.

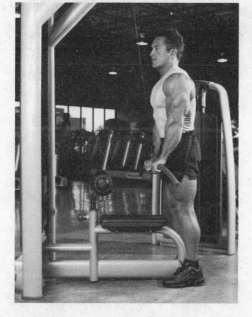

{B}

EL MOVIMIENTO   Exhale mientras empuja hacia abajo formando un arco hasta extender los brazos. Haga una pausa, después inhale mientras repite el mismo arco hasta el punto del comienzo. Mantenga la tensión en sus tríceps todo el tiempo.

RUTINA A > BRAZOS (TRÍCEPS)

MÓDULO 2
Flexiones ⚏

{A}

EL PUNTO DE PARTIDA
Utilizando un juego de barras paralelas, levántese sobre las barras manteniéndose en el sitio con los brazos firmes. Sus pies no deberían tocar el suelo mientras hace esto. Doble las piernas si es necesario.

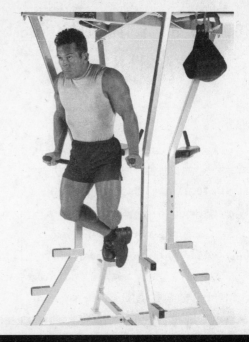

CONSEJO I Trate de no inclinarse hacia delante demasiado mientras realiza este ejercicio, sólo lo hará más difícil. Este ejercicio requiere mucha fuerza en la parte superior del cuerpo e inicialmente debería intentarse sólo bajo la supervisión de un compañero.

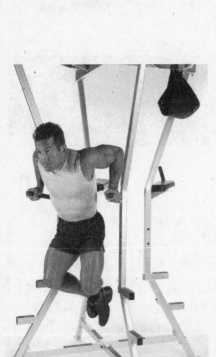

{B}

EL MOVIMIENTO Inhale, después baje lentamente mientras mantiene los codos tan cerca de los costados como pueda. Continúe hasta que esté cómodamente estirado, después exhale mientras se empuja hacia la posición inicial.

MÓDULO 2 Flexiones en Banco

{A}

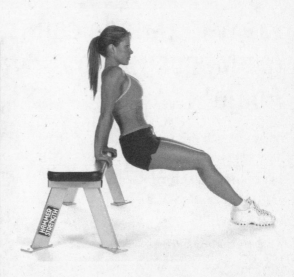

EL PUNTO DE PARTIDA Siéntese en el borde de un banco de entrenamiento con las manos agarrando el borde del banco separadas a la distancia de los hombros. Coloque los pies juntos en el suelo lo más lejos posible mientras se sienta cómodo, después deslice la espalda fuera del banco, aguantando su peso con los brazos.

CONSEJO | Asegúrese de que sus caderas queden relativamente cerca del banco, no demasiado afuera.

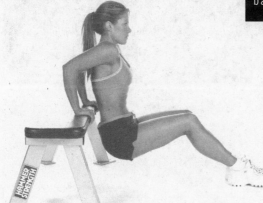

{B}

EL MOVIMIENTO Manteniendo los hombros completamente extendidos, baje el cuerpo hasta que la parte alta de los brazos esté paralela con el suelo. Después, empújese hacia arriba de nuevo hacia la posición inicial.

RUTINA A ⟩ *BRAZOS (TRÍCEPS)*

En los días de entrenamiento de espalda escoja un ejercicio de cada módulo para un total de tres ejercicios.

MÓDULO 1 Halado con las Manos Hacia Abajo ⚌

{A}

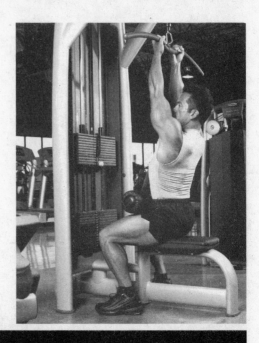

EL PUNTO DE PARTIDA Siéntese en la máquina de halado hacia abajo. Agarre la barra de forma que sus palmas miren hacia usted. Sus manos deben estar separadas aproximadamente un pie. Su espalda debe estar ligeramente arqueada y su pecho en alto.

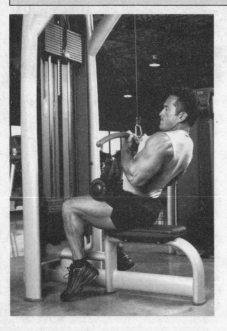

CONSEJO | Empuje sus codos hacia abajo y hacia atrás tan lejos como pueda, arquee su espalda y mantenga el pecho expandido como si tratara de darle a alguien que está detrás de usted.

{B}

EL MOVIMIENTO Hale la barra hacia abajo hasta que esté paralela con sus hombros. Inhale mientras hala la barra, después exhale mientras vuelve lentamente la barra a la posición inicial.

RUTINA B ⟩ ESPALDA

MÓDULO 1 Halado con las Manos Hacia Arriba 🏠

{A}

EL PUNTO DE PARTIDA Este es otro ejercicio clásico que todos nosotros hemos intentado al menos una vez desde que teníamos ocho años tratando de impresionar a nuestros amigos con nuestra fuerza física. Agarre una barra de mejilla con agarre reverso (las palmas mirando hacia usted) aproximadamente separadas un pie. Ésta es la parte fácil.

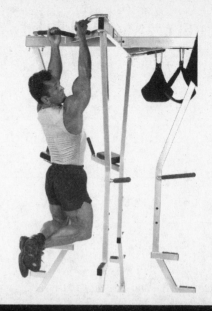

CONSEJO | Para maximizar la ejercitación de la espalda, arquee la espalda levemente e inclínese hacia atrás un poco mientras se levanta hacia la barra. Este ejercicio requiere mucha fuerza de la parte superior del cuerpo. Si todavía no llega allá, utilice el ejercicio de halado con las manos hacia abajo.

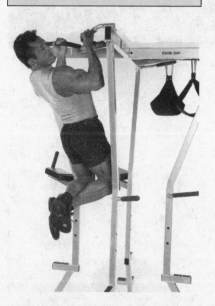

{B}

EL MOVIMIENTO Inhale y levántese hacia arriba. Impúlsese tan alto como pueda. Vuelva a la posición inicial, pero no deje que sus pies toquen el suelo. Exhale. Resista el impulso de balancearse hacia delante y atrás como el badajo de una campana; debe hacer movimientos controlados y estables.

RUTINA B ⟩ ESPALDA

Remado con Barra

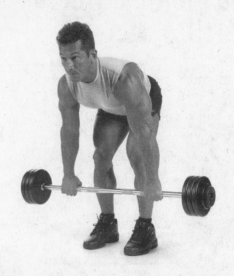

{A}

EL PUNTO DE PARTIDA Párese delante de una barra de pesas con los pies separados a la distancia de los hombros. Inclínese y agarre la barra, asegurándose de que la espalda esté paralela con el suelo. La cabeza debe estar levantada y las piernas ligeramente dobladas.

CONSEJO | Arquear la espalda ligeramente y echar los codos hacia atrás ayudará a los músculos de la espalda aún más.

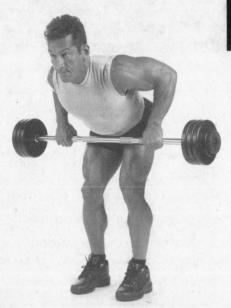

{B}

EL MOVIMIENTO Inhale mientras hala la barra hacia arriba, hacia la parte baja del pecho, después exhale mientras la baja. No deje que la barra toque el suelo hasta que haya finalizado una serie

RUTINA B › ESPALDA

Remado con Mancuerna Doblado 🏠

{A}

EL PUNTO DE PARTIDA Párese con los pies juntos y con una mancuerna al lado de cada pie. Ahora inclínese y agarre las mancuernas. Mantenga las piernas ligeramente dobladas.

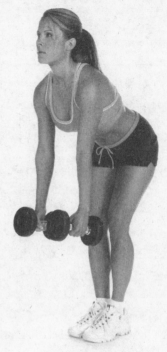

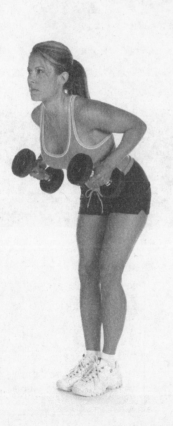

{B}

EL MOVIMIENTO Inhale y hale las pesas hacia arriba a los lados del pecho mientras mantiene su espalda arqueada y la cabeza erguida. Exhale y bájelas lentamente hasta la altura de las rodillas. No deje que toquen el suelo hasta que haya terminado la serie.

completa. **RUTINA B ⟩ ESPALDA**

MÓDULO 2 # Remado con Mancuerna con un Brazo

{A}

EL PUNTO DE PARTIDA Tome un banco, después coloque una mancuerna junto a él. Ponga una rodilla sobre el banco, manteniéndola en un ángulo de 90 grados. Mantenga la otra pierna extendida. Inclínese y agarre la mancuerna con la mano del mismo lado de la pierna extendida utilizando un agarre de "palmas adentro." Coloque su otra mano sobre el banco y tranque el codo.

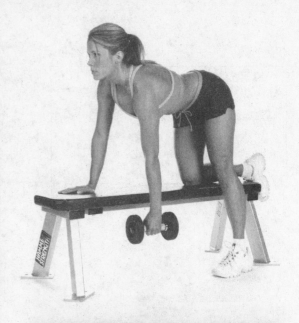

CONSEJO I Para un mayor beneficio, mantenga el brazo que está trabajando tan cerca de su cuerpo como sea posible. Mantenga el pecho expandido y la espalda ligeramente arqueada.

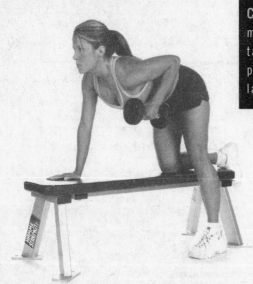

{B}

EL MOVIMIENTO Inhale y hale su brazo hacia arriba y su codo hacia atrás para traer el peso al lado de su pecho. Baje lentamente el peso a la posición inicial y exhale.

Hiperextensión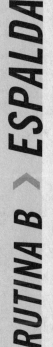

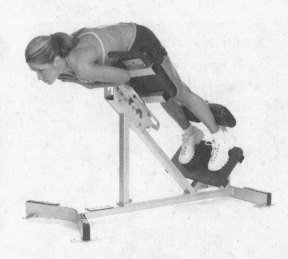

{A}

EL PUNTO DE PARTIDA Colóquese en el banco de hiperextensión de forma que sus caderas toquen el final del banco. Dóblese por la cintura y mire al suelo (debe verse como una letra L). Cruce los brazos sobre el pecho.

CONSEJO | Trate de evitar balancearse durante este ejercicio. Mantenga las caderas firmes y concéntrese en los músculos de la parte baja de la espalda.

{B}

EL MOVIMIENTO Inhale y levántese hasta que su cuerpo esté completamente recto. Baje lentamente hasta la posición inicial y exhale.

RUTINA B 〉 ESPALDA

Levantamiento de Peso Muerto con Mancuerna

{A}

EL PUNTO DE PARTIDA Coloque una mancuerna a cada lado de los pies. Párese con los pies separados unas diez pulgadas. Dóblese por la cintura y agarre las pesas, asegurándose de que la espalda está recta, las rodillas ligeramente dobladas y la cabeza erguida.

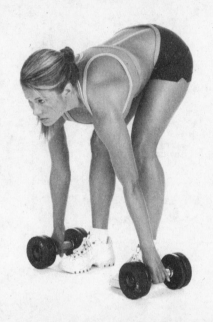

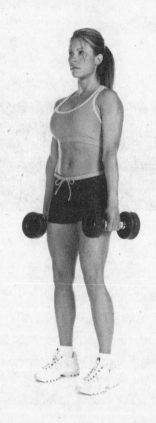

CONSEJO | Mantenga las macuernas tan cerca del cuerpo como sea posible. Concéntrese en empujar las caderas hacia adelante mientras toma las pesas.

{B}

EL MOVIMIENTO Exhale mientras se pone derecho con las mancuernas en las manos. Los codos deben estar firmes hacia afuera. Baje las pesas hasta el punto de partida mientras inhala.

RUTINA B › ESPALDA

Levantamiento de Peso Muerto con Barra 🏠

{A}

EL PUNTO DE PARTIDA Párese en frente de la barra con los pies separados aproximadamente a la distancia de los hombros. Doble las rodillas, inclínese y agarre la barra. Mantenga la espalda recta y la cabeza erguida.

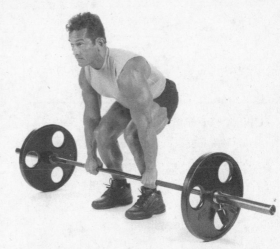

CONSEJO | Recuerde doblar la cintura y las rodillas mientras baja la pesa hasta el punto de partida. No baje la pesa con las piernas trancadas, puesto que esto puede causarle lesión a la parte baja de la espalda.

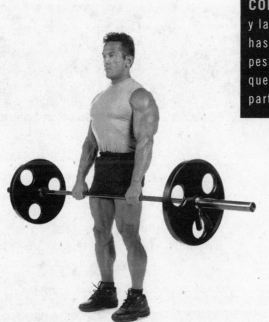

{B}

EL MOVIMIENTO Exhale mientras se pone derecho lentamente, manteniendo la barra tan cerca de las piernas como sea posible. Baje la barra lentamente hasta la posición inicial.

RUTINA B 〉 ESPALDA

La Rutina de Entrenamiento 157

Flexión con Barra de Pie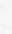

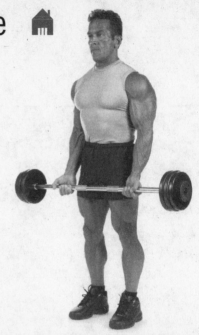

{A}

EL PUNTO DE PARTIDA   Párese soste-
niendo una barra de pesas con las
palmas mirando hacia arriba. Éstas deberían estar separadas a distancia del ancho
de los hombros en la barra. La barra debe
sujetarse con los brazos extendidos, descansando sobre la parte alta de los muslos.

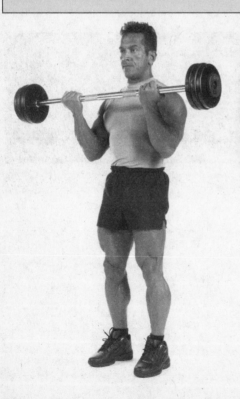

CONSEJO | El truco es bajar la pesa
de forma lenta y controlada: debe hacer
trabajar los bíceps contra la gravedad
tanto como sea posible. No deje que el
peso caiga sin control hasta los muslos.

{B}

EL MOVIMIENTO   Inhale, después
lleve la barra hacia arriba hasta los
hombros. Mantenga la espalda recta,
los codos a los lados y las piernas y
caderas en posición firme. Después
baje la barra al punto inicial y exhale.

RUTINA B ≫ BRAZOS (BÍCEPS)

Flexión con Barra Sentado

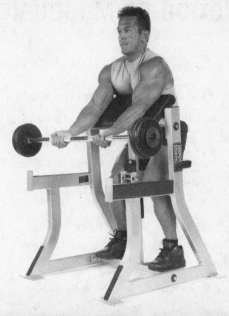

{A}

EL PUNTO DE PARTIDA Siéntese en un banco plano y agarre una barra de pesas con ambas manos. Las palmas deben mirar hacia arriba y estar separadas aproximadamente el ancho de los hombros. La parte trasera superior de los brazos descansará contra la almohadilla.

CONSEJO | Resista el impulso de mover la parte superior de los brazos hacia afuera durante el ejercicio. Manteniéndolos firmes en su lugar hará que sus bíceps hagan la mayor parte del trabajo. No deje que la barra caiga en sus hombros en el punto más alto del movimiento.

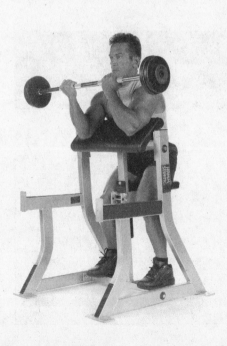

{B}

EL MOVIMIENTO Inhale y levante la pesa hacia arriba en un arco hasta que alcance su barbilla y sus antebrazos y sus bíceps se toquen. Después baje la pesa haciendo el mismo arco hasta que alcance el punto de partida.

RUTINA B ❯ BRAZOS (BÍCEPS)

MÓDULO 2

Flexion de Mancuerna Concentrada

{A}

EL PUNTO DE PARTIDA Siéntese en un banco de entrenamiento con una mancuerna en la mano derecha. Sostenga la mancuerna con el brazo extendido entre sus piernas. Ponga la mano izquierda sobre el muslo izquierdo como apoyo, después doble ligeramente la cintura. Finalmente, apoye la parte superior del brazo derecho contra la parte interior del muslo derecho unas cuatro pulgadas atrás de la rodilla. (Se parecerá a una versión levantadora de pesas como el *Pensador* de Rodin.)

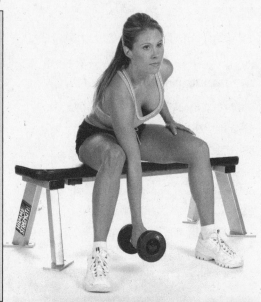

CONSEJO | Consiga una contracción completa en el punto alto del ejercicio rotando la mano hacia adentro.

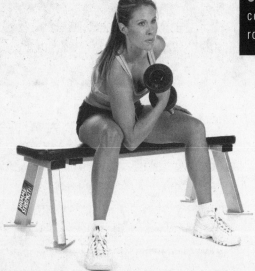

{B}

EL MOVIMIENTO Inhale, después flexione la mancuerna hacia arriba en un arco hasta que casi toque su hombro. Siga la línea del arco de vuelta al punto inicial y exhale. Cambie de mano y repita.

RUTINA B > BRAZOS (BÍCEPS)

160

LA PROMESA DE UN CUERPO ESBELTO

MÓDULO 2
Flexión de Mancuerna Alternada

{A}

EL PUNTO DE PARTIDA Siéntese en un banco con una mancuerna en cada mano. Asegúrese de que la espalda está derecha, su cabeza erguida y los pies planos sobre el suelo. Las mancuernas deben colgar a los lados con los brazos estirados.

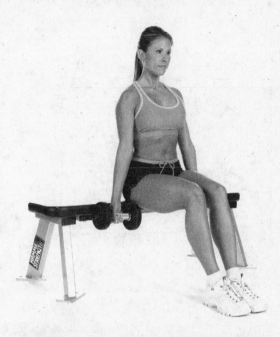

CONSEJO | Mantenga los codos junto a los costados. Baje lentamente.

{B}

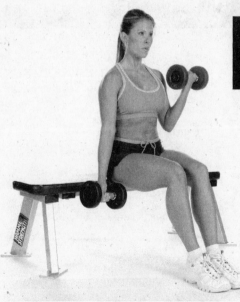

EL MOVIMIENTO Inhale y flexione las mancuernas alternativamente—la derecha, después la izquierda, la derecha, después la izquierda— manteniendo las palmas hacia arriba durante todo el ejercicio.

RUTINA B > BRAZOS (BÍCEPS)

Flexión de Martillo con Mancuerna, Alternada

RUTINA B > BRAZOS (BÍCEPS)

{A}

EL PUNTO DE PARTIDA Siéntese en un banco con una mancuerna en cada mano. Asegúrese de que su espalda está recta y la cabeza erguida. Las mancuernas deben colgar a los lados con los brazos estirados y las palmas hacia arriba.

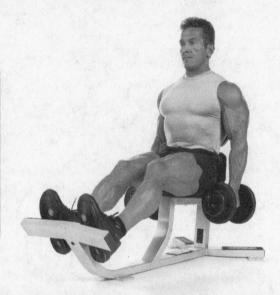

CONSEJO | Baje lentamente las mancuernas.

{B}

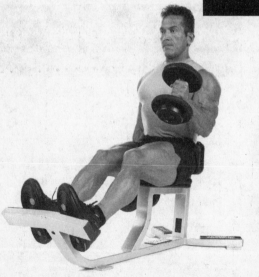

EL MOVIMIENTO Inhale y flexione la mancuerna alternativamente— derecha, después izquierda, derecha y después izquierda... Usted debe estar pensando, *Un momento, ¿no he hecho esto ya?* No exactamente. Esta vez, mantenga la cara de la mancuerna hacia arriba durante todo el ejercicio. Debe parecer como si estuviera soste- niendo un martillo (de ahí el nombre).

Cuclillas 🏠

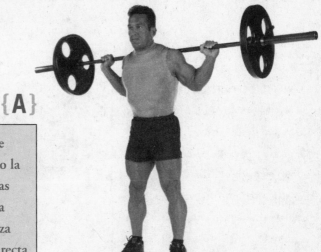

{A}

EL PUNTO DE PARTIDA Apoye una barra de pesas atravesando la parte alta de su espalda, con las manos agarrando la barra para ayudar a equilibrarla. La cabeza debe estar erguida, la espalda recta y los pies separados al ancho de los hombros, aproximadamente.

CONSEJO | Resista el impulso de rebotar en el punto más bajo de este ejercicio, lo que puede esforzar sus rodillas demasiado. No se incline hacia delante, ya que esto puede lesionar su espalda.

{B}

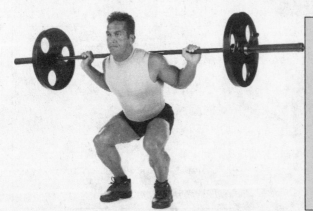

EL MOVIMIENTO Inhale, después acuclíllese lentamente hasta que la parte superior de sus muslos esté paralela con el suelo. Mantenga la cabeza alta y la espalda recta durante todo el movimiento. Póngase de pie de nuevo y exhale.

RUTINA C 〉 PIERNAS (CUÁDRICEPS)

La Rutina de Entrenamiento 163

Prensa de Piernas Inclinada ⚏

{A}

EL PUNTO DE PARTIDA   Acuéstese de espaldas sobre la almohadilla de apoyo de una máquina prensa de piernas inclinada. Los pies deben estar separados a doce pulgadas y apoyados firmemente contra la plancha deslizante. Presione la plancha hasta que las rodillas se tranquen. Libere los frenos de seguridad, después agarre el asiento con las manos bajo sus nalgas.

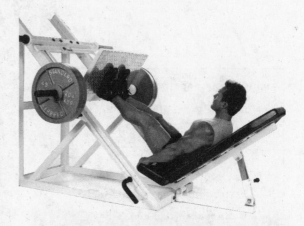

CONSEJO | No tense sus rodillas en la parte alta del movimiento. Mantenga un movimiento de bombeo y una tensión continua en las piernas durante toda la serie.

{B}

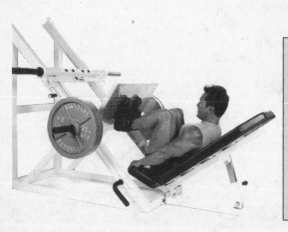

EL MOVIMIENTO   Inhale, después baje lentamente el peso hasta que las piernas formen un ángulo de menos de 90 grados. Mantenga sus caderas abajo y no deje que su espalda o sus caderas roten hacia arriba. Empuje de nuevo a la posición inicial y exhale

MÓDULO 2 **Extensión de Piernas** ⚏

{A}

EL PUNTO DE PARTIDA Siéntese en una máquina de extensión de piernas y enganche sus tobillos y pies bajo las almohadillas inferiores de los pies. Deslícese hacia atrás hasta que el final del asiento descanse contra la parte de atrás de sus rodillas. Agarre los lados del banco justo detrás de sus nalgas. Haga que los dedos de sus pies apunten derecho hacia delante.

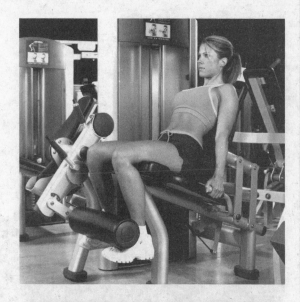

CONSEJO | Mantenga las nalgas sobre el asiento durante todo el ejercicio.

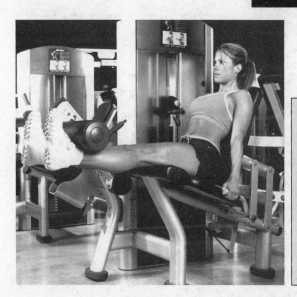

{B}

EL MOVIMIENTO Inhale y levante las pesas hasta que las piernas estén completamente extendidas. Vuelva lentamente a la posición inicial—no deje que la gravedad controle el movimiento—y exhale. Debe sentarse derecho y mantener esa posición fija durante el ejercicio.

RUTINA C ＞ PIERNAS (CUÁDRICEPS)

Embestida con Mancuerna 🏠

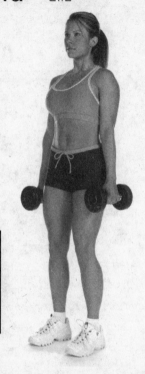

{A}

EL PUNTO DE PARTIDA De pie, sostenga dos mancuernas a los lados con las palmas mirando hacia adentro. La cabeza debe estar erguida, la espalda recta y los pies firmes a catorce pulgadas de distancia el uno del otro.

CONSEJO | Para aminorar la tensión en las rodillas, asegúrese de que se mueven en línea recta sobre los pies. Sienta el estiramiento en las nalgas y en las partes de atrás de las piernas.

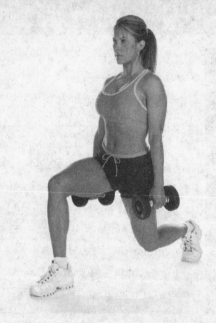

{B}

EL MOVIMIENTO Inhale, después dé un paso largo hacia delante con el pie derecho, bajando hasta que el muslo derecho esté paralelo con el piso. Mientras tanto, mantenga el pie izquierdo detrás de usted, sin doblar la rodilla hasta que esté a unas pocas pulgadas del suelo. Vuelva a la posición inicial y después exhale. Después de trabajar la pierna derecha cambie a la izquierda.

RUTINA C › PIERNAS (CUÁDRICEPS)

MÓDULO 1
Flexiones de Piernas (máquina)

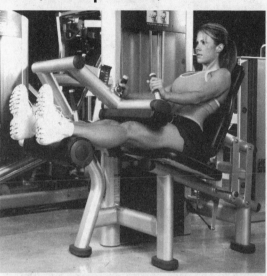

{A}

EL PUNTO DE PARTIDA Siéntese en una máquina de flexión de piernas. Enganche sus tobillos sobre las almohadillas superiores de los pies, después agárrese a la máquina para apoyarse. Mantenga la espalda ligeramente arqueada y la cabeza alta.

CONSEJO | Mantenga tensión continua en los tendones de las corvas.

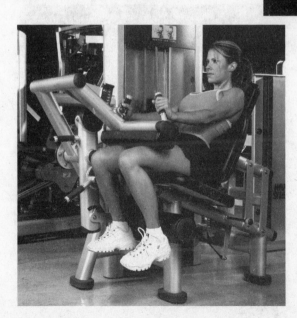

{B}

EL MOVIMIENTO Inhale y flexione las piernas hacia abajo hasta donde pueda. Vuelva lentamente al punto de partida y exhale.

PIERNAS (EXTENSORES POSTERIORES)

RUTINA C ›

MÓDULO 1 Flexiones de Piernas Acostado y con Toalla 🏠

{A}

EL PUNTO DE PARTIDA

Acuéstese boca abajo en un banco de ejercicio. Después, haga que un compañero de entrenamiento coloque una toalla alrededor de sus tobillos.

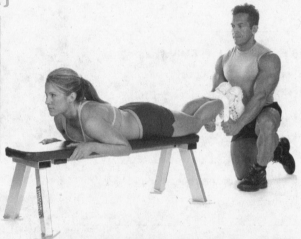

CONSEJO | Mantenga la cabeza y los hombros erguidos durante este ejercicio.

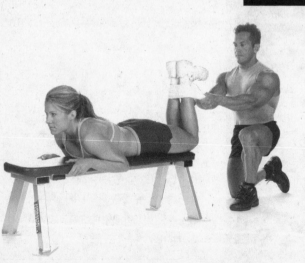

{B}

EL MOVIMIENTO

Haga que su compañero mantenga una tensión constante en la toalla mientras usted levanta y baja lentamente la parte baja de sus piernas.

MÓDULO 2   Peso Muerto con Mancuerna y las Piernas Rectas

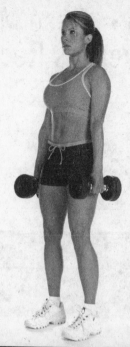

{A}

EL PUNTO DE PARTIDA   Párese con los pies separados con una distancía de un pie, después coloque una mancuerna al lado de cada pie.

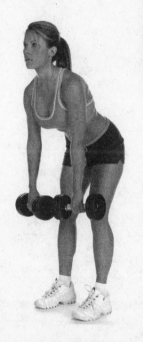

CONSEJO | Este ejercicio es diferente del levantamiento de peso muerto que usted realiza para la espalda, en que las rodillas se mantienen trancadas y usted se gira en las caderas, utilizando los tendones de las corvas para poner derecho el torso.

{B}

EL MOVIMIENTO   Doble la cintura y agarre las mancuernas, asegurándose de no doblar las rodillas y que la espalda esté derecha. Mantenga la cabeza alta. Exhale mientras se pone de pie, manteniendo los brazos rectos hacia afuera. Baje las mancuernas hasta justo debajo de las rodillas—manteniendo las piernas derechas—y exhale.

MÓDULO 2 Peso Muerto con Barra y las Piernas Rectas 🏠

{A}

EL PUNTO DE PARTIDA Coloque una barra de pesas en el suelo frente a usted.

CONSEJO I Mientras realice este ejercicio debe pensar en girar las caderas, no en la parte baja de la espalda.

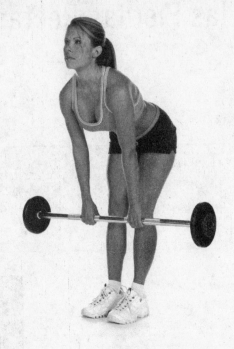

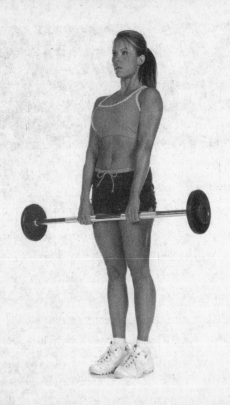

{B}

EL MOVIMIENTO Doble la cintura y tome la barra con ambas manos. Manteniendo las piernas sin doblar, la espalda recta y la cabeza alta, baje la barra hasta justo debajo de las rodillas o cuando sienta tensión en los extensores posteriores. Póngase derecho, exhalando mientras lo hace. Repita.

MÓDULO 1 — Levantamiento de Pantorrillas (máquina)

{A}

EL PUNTO DE PARTIDA Siéntese en una máquina de pantorrillas y coloque la parte de arriba de sus rodillas, bajo la almohadilla de soporte. Ponga la parte delantera de sus pies sobre el apoyo del pie. Levántese sobre los dedos de los pies, después libere el freno de seguridad.

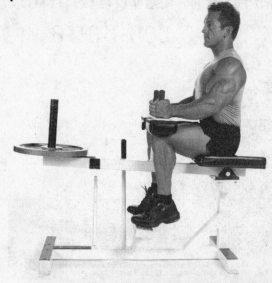

CONSEJO | Evite rebotar en el punto bajo de este movimiento, ya que puede causarle una lesión.

{B}

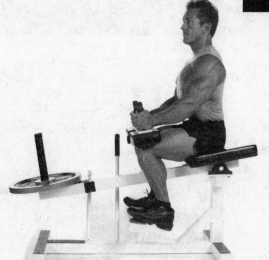

EL MOVIMIENTO Baje los talones a la posición más baja posible cómoda para un estiramiento, después suba los talones y apoye sobre los dedos de los pies tan alto como pueda, mantenga esta posición durante dos segundos antes de bajar lentamente al punto de partida.

RUTINA C › PIERNAS (PANTORRILLAS)

La Rutina de Entrenamiento 171

MÓDULO 1 Levantamiento de Pantorrillas con Barra 🏠 🏋

{A}

EL PUNTO DE PARTIDA Coloque un tablero grueso en el suelo al extremo de un banco de entrenamiento. Sostenga una barra de pesas con ambas manos, con las palmas hacia abajo, apoyándola en la parte superior de los muslos unas tres pulgadas arriba de las rodillas. Apoye la parte de adelante de sus pies en el tablero.

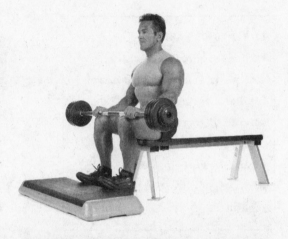

CONSEJO | Ésta, en efecto, es la versión casera del levantamiento de pantorrillas sentado.

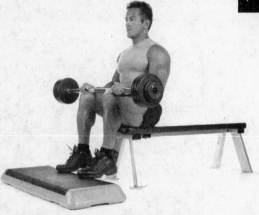

{B}

EL MOVIMIENTO Manteniendo la espalda derecha y la cabeza erguida, levántese sobre los dedos de los pies tanto como pueda. Mantenga esta posición durante dos segundos, después baje hasta la posición inicial para un estiramiento.

RUTINA C › PIERNAS (PANTORRILLAS)

MÓDULO 2 Levantamiento de Pantorrilla de Pie

{A}

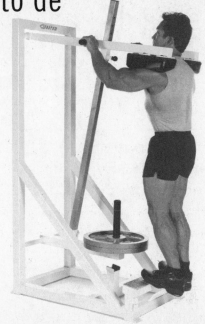

EL PUNTO DE PARTIDA Coloque los hombros bajo las almohadillas de la máquina de pantorrillas de pie. Permanezca de pie con las rodillas ligeramente dobladas, después coloque la parte delantera de sus pies sobre la almohadilla de los pies. Apoye las manos en la máquina para estabilizarse. Conserve la espalda recta, la cabeza erguida y las rodillas ligeramente dobladas durante el ejercicio.

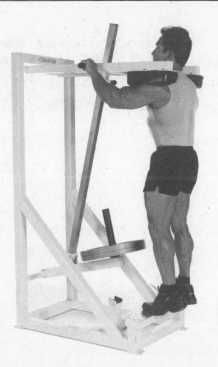

CONSEJO I Mantenga las piernas en la misma posición firme (con las rodillas dobladas) a lo largo del ejercicio. El movimiento debe ser sólo en los pies.

{B}

EL MOVIMIENTO Baje los tobillos hasta la posición más baja posible que sea cómoda para un estiramiento, después levántese sobre los dedos de los pies, tan alto como pueda. Mantenga esta posición durante dos segundos, después regrese lentamente a la posición inicial.

RUTINA C > PIERNAS (PANTORRILLAS)

La Rutina de Entrenamiento 173

MÓDULO 2
Prensa de Pantorrilla (máquina)

{A}

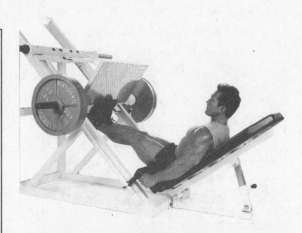

EL PUNTO DE PARTIDA Acuéstese sobre la almohadilla de apoyo de una máquina de prensa inclinada. Coloque la parte delantera de los pies en la plancha para pies, después presione hacia arriba hasta que las rodillas y las piernas estén trancadas. Mantenga el freno de seguridad en su sitio con las manos.

CONSEJO | Mantenga las manos en el freno de seguridad para que no se desenganche accidentalmente.

{B}

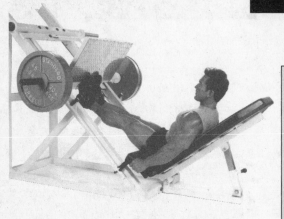

EL MOVIMIENTO Presione hacia arriba con los dedos de los pies, levantando el soporte de la pesa tan alto como pueda. Mantenga esta posición durante dos segundos y después vuelva lentamente al punto de partida para un estiramiento cómodo.

{A}

EL PUNTO DE PARTIDA Acuéstese en el piso con las manos cruzadas sobre el pecho, las rodillas juntas y las piernas descansado sobre un banco en un ángulo aproximado de 90 grados.

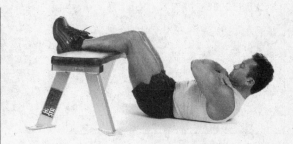

CONSEJO | Este ejercicio imita el movimiento de enrollar una alfombra.

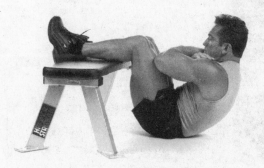

{B}

EL MOVIMIENTO Exhale y enrolle su esternón hacia la pelvis, manteniendo las caderas y las rodillas en su sitio. Mantenga esta posición y apriete sus abdominales, después baje lentamente hasta la posición inicial.

RUTINA C ⟩ ABDOMINALES

La Rutina de Entrenamiento **175**

Máquina para Abdominales

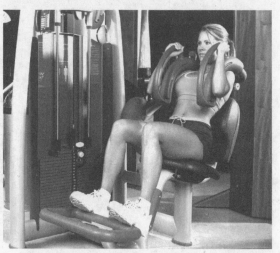

{A}

EL PUNTO DE PARTIDA Siéntese en una máquina de abdominales. Coloque los pies detrás de las almohadillas de los pies. Agarre las barras que están al lado de su cabeza.

CONSEJO I Piense en halar el torso y las rodillas juntos. No haga fuerza con los brazos más de lo necesario.

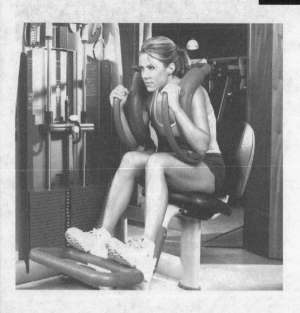

{B}

EL MOVIMIENTO Exhale y enrolle su esternón hacia la pelvis, apretando los abdominales y el torso juntos lentamente. Exhale mientras lo hace. Inhale y repita.

RUTINA C › ABDOMINALES

MÓDULO 2 Levantamiento de Piernas Colgando ✥

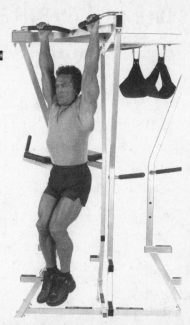

{A}

EL PUNTO DE PARTIDA Párese en un banco y agarre una barra donde sujetarse. (Las palmas deben mirar hacia delante). Dé un paso fuera del banco y cuélguese de la barra aguantando su peso con las manos.

CONSEJO | Mantenga los brazos estirados durante la duración de este ejercicio. Piense en sus piernas como si sólo estuvieran haciendo resistencia. Concéntrese en enrollar su pelvis hacia arriba y adelante, hacia la barra.

{B}

EL MOVIMIENTO Con las piernas dobladas en las rodillas, exhale y levántelas hasta que estén arriba paralelas con el suelo. No arquee la espalda esta vez; manténgala ligeramente redondeada. Ahora baje lentamente las piernas a la posición inicial e inhale.

La Rutina de Entrenamiento

Levantamiento de Piernas Acostado

{A}

EL PUNTO DE PARTIDA

Acuéstese plano sobre un banco de ejercicios de forma que las nalgas estén al extremo del banco. Ponga las manos debajo de las nalgas, con las palmas hacia abajo. Levante las piernas hasta que todo el cuerpo esté paralelo con el suelo.

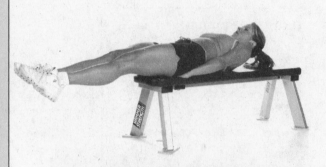

CONSEJO | Este movimiento sólo funcionará si usted enrolla la pelvis hacia arriba y adelante. Utilice las piernas sólo para hacer resistencia.

{B}

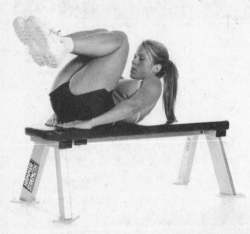

EL MOVIMIENTO
Inhale y doble las rodillas, halando la parte superior de los muslos hacia el centro del cuerpo mientras levanta sus hombros y cabeza. Redondee la espalda, inclinando la pelvis hacia arriba mientras lo hace. Después vuelva lentamente a la posición inicial (como una línea recta) y exhale.

RUTINA C > ABDOMINALES

Cómo Hacer Ejercicio Cardiovascular Correctamente

En la película *Forrest Gump,* el personaje principal adora correr. "Este chico es un loco corriendo," dice un personaje viendo a Forrest pasar a toda velocidad. Está en lo cierto respecto a que es "loco." Si usted hace trabajo cardiovascular sin organizarse, puede que no se ponga en forma tan eficientemente como puede.

Básicamente, hay dos formas de hacer cardiovascular. Usted escoge **LDL**—"larga distancia lenta"—o puede escoger **EAI**—"entrenamiento de alta intensidad." Si tiene todo el tiempo del mundo, LDL está bien para quemar grasa corporal. Pero si quiere los mayores resultados en el tiempo más corto, el consejo que le doy es dejar el LDL y adoptar el EAI.

Es decir, olvídese de desperdiciar 45 minutos en una bicicleta o *jogging* haciendo larga distancia lenta. En lugar de ello, con EAI, usted mezcla periodos de entrenamiento aeróbico de alta intensidad con periodos de baja intensidad. Digamos que se sube a una bicicleta de ejercicios con tres niveles de resistencia: fácil, moderado y difícil. Siga esta rutina de 26 minutos:

Minutos 1–2: Nivel 1 (fácil)
Minutos 3–5: Nivel 2 (moderado)
Minutos 6–9: Nivel 3 (difícil)

En menos de diez minutos usted ha aumentado la intensidad al nivel más alto. Ahora va a bajarlo y permitirles a su corazón y sus pulmones aminorar la marcha antes de volver a subir.

Minutos 10–11: Nivel 2
Minutos 12–15: Nivel 3

Está otra vez arriba en sólo cinco minutos. Ahora está listo para bajar de nuevo:

Minutos 16–17: Nivel 2
Minutos 18–21: Nivel 3

Minutos 22–24: **Nivel 2**
Minutos 25–26: **Nivel 1**

Si fuera a representar esto gráficamente, parecería una serie de colinas. Y, de hecho, eso es lo que está haciendo, llevando su bicicleta hacia arriba y hacia abajo por colinas de intensidades variadas. ¿Por qué es esto óptimo? Porque está haciendo más para estimular su metabolismo, y el efecto total es que está quemando más calorías. Y el efecto dura cuatro horas.

Eche un vistazo:

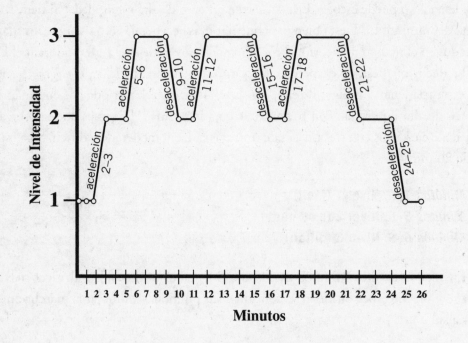

La Promesa de un Cuerpo Esbelto
Gráfico de Entrenamiento Cardiovascular

No tiene que hacer esto en una bicicleta estacionaria. Puede también simular los tres niveles de intensidad en una máquina de subir escaleras, en un *treadmill* (trotador) o en una pista de *jogging*. Aquí tiene tres indicadores adicionales para tener en cuenta cuando está haciendo trabajo cardiovascular.

1. *Mantenga sus sesiones de cardiovascular por más de 20 minutos, pero por menos de 45 minutos.* Durante los primeros 20 minutos, digamos de *jogging*, su cuerpo está quemando glucosa y glucógeno junto con grasa corporal almacenada en busca de energía. Pero una vez que usted pasa la señal de los 20 minutos, su cuerpo cambia gradualmente a quemar grasa almacenada. Así que si quiere que su trabajo cardiaco queme grasa, tiene que ir más allá de ese límite de tiempo. Al mismo tiempo, no debe ir más allá de los 45 minutos, porque entonces su cuerpo empezará a consumir sus depósitos de músculo magro en busca de energía, gastando aminoácidos necesarios para el crecimiento y la recuperación de los músculos. Pierda el músculo y perderá su quemador natural de grasa.

2. *Hágalo al comienzo de la mañana.* Si es posible, es mejor realizar el trabajo cardiovascular después de haber ayunado por un tiempo significativo. Si usted es como la mayoría de las personas—es decir, no ha atacado su refrigerador a media noche—probablemente despierta sin haber comido entre seis y ocho horas. Esto es perfecto. Sírvase una taza de café, tómeselo y después suba al trotador o la bicicleta o salga a correr. Si no puede hacerlo al comienzo de la mañana, asegúrese de que lo hace cuando tenga hambre en cualquier momento del día:

    Si definitivamente debe hacer el cardiovascular el mismo día que su entrenamiento de pesas, realice el cardiovascular *después* de su entrenamiento con pesas. En ese momento habrá quemado el glucógeno de sus músculos (carbohidratos almacenados) durante el entrenamiento con pesas, y su cuerpo estará listo para empezar a quemar la grasa almacenada.

3. *Ponga su corazón en su rutina de ejercicio...pero no todo.* Si usted realiza su trabajo cardiaco muy intensamente, empujará a su cuerpo a un nivel anaeróbico, lo que significa que estará quemando glucógeno, no grasa. (Y, por la misma razón, si su nivel de intensidad es demasiado bajo, quemará muy pocas calorías.) Idealmente, su ritmo cardiaco debe estar al 75 u 85 por ciento de su máximo.

¿Cómo calcula su ritmo cardiaco óptimo? La forma más sencilla es estimarlo por su respiración. Si está corriendo sin aliento, va demasiado rápido. De la misma manera, si no tiene que esforzarce, considere aumentar la intensidad.

O puede probar esta sencilla fórmula: tome el número 180 y reste su edad. Ése es su rimo cardiaco deseado. Por ejemplo, si tiene treinta años, su ritmo cardiaco ideal es de 150 latidos por minuto.

Ahora siga su ritmo cardiaco colocando su dedo índice sobre la arteria carótida en la parte izquierda del cuello. Utilizando su reloj, o el del gimnasio, cuente el número de latidos en un periodo de 15 segundos. Multiplique por cuatro y listo. Su ritmo cardiaco, en latidos por minuto. (Si cuenta 30 latidos en ese periodo de 15 segundos, eso significa que está trabajando a 120 latidos por minuto.)

Algunas máquinas de gimnasio tienen incluso sensores de los dedos que calculan automáticamente esto por usted. Pero una vez que usted sepa identificar su ritmo cardiaco ideal, podrá juzgar instantáneamente su nivel de intensidad.

Los Resultados: La Mejor Forma de Mantenerse Motivado

Anteriomente en este libro, usted aprendió que puede desarrollar su motivación simplemente mientras ejercita un músculo. Al ejercitar su motivación a diario, ésta crecerá con el tiempo. La investigación muestra que uno de los componentes clave enel desarrollo de la motivación personal es experimentar resultados positivos. Todos sabemos sobre la motivación positiva, ¿verdad? Desde la primera vez que nuestros padres dijeron: "¡Bien hecho!" cuando aprendimos una nueva habilidad, sentimos el placer de un logro positivo.

En el programa de un Cuerpo Esbelto, usted puede experimentar resultados positivos de muchas formas: pulgadas perdidas en la cintura, en las caderas, en los brazos y en las piernas, o libras de grasa corporal perdidas, o disminución de tallas de vestido o pantalón.

Pero una de las mejores formas de percibir resultados positivos es utilizando fotos de progreso, esas clásicas instantáneas de "antes" y "después." La diferencia es que usted empezará con una foto del "antes" y chequeará su progreso continuamente comparándose con ella. Una foto del antes le permitirá saber exactamente cómo se ve ahora. Es lo más cercano que tenemos a poder salir de nuestro cuerpo y echarle una mirada. Los videos también funcionan.

Para tener éxito en su viaje de transformación, necesita conocer su punto de partida. Tomar una foto del "antes" podría parecer una cosa embarazosa, especialmente si usted cree que está realmente fuera de forma. Pero si no lo hace, ¿cómo sabrá cuánto ha progresado dentro de doce semanas?

Le prometo que si se toma la foto y la estudia, recibirá dos cosas:

1. una muestra de cómo se ve ahora para que pueda medir el progreso y marcar las victorias en las próximas semanas, y

2. un fuerte incentivo para cambiar. Muchas personas miran sus fotos del antes y murmuran para sí mismas: *Estoy cansado de verme así. Voy a hacer algo para remediarlo.*

Hágase la foto con vestidos cómodos pero que revelen su estado físico, tales como una malla (si es mujer), pantalones cortos (si es hombre) o en un traje extravagante (si es excéntrico). Un vestido de baño también sirve. Sostenga un periódico en las manos para que pueda verse la fecha. Querrá probarle a sus amigos lo rápido que quemó grasa y mejoró su cuerpo. Tome tres fotos en total: una de frente, una de espalda y una de perfil.

Y no olvide sonreír.

¿Descansado?

Felicitaciones, ahora está en camino de hacer de la Promesa de un Cuerpo Esbelto una realidad en su vida. Sólo hay un pequeño paso adicional: reunir todo lo que ha aprendido.

Una vez que haya recuperado el aliento después de esas Elevaciones con Piernas Colgando—son algo desafiantes, ¿verdad?—pase la página para iniciar la última etapa de su viaje hacia un Cuerpo Esbelto.

SEXTA PARTE

Reuniéndolo Todo

S i este libro fuera una película de *La Guerra de las Galaxias,* usted estaría listo para ser caballero Jedi ahora mismo. Ha leído las historias de otros caballeros Jedi que empezaron como usted, individuos que estaban cansados de su aspecto y querían liberarse de sus hábitos negativos en su estilo de vida (Segunda Parte). Ha estudiado los caminos místicos de la motivación humana (Tercera Parte); los sencillos secretos de la nutrición saludable (Cuarta Parte); y las formas más efectivas de modelar su cuerpo convirtiéndolo en una máquina esbelta y saludable.

Ahora está listo para la parte final de su entrenamiento de Jedi. No, no involucra un sable de luz. (Aunque vendría bien uno para vaporizar toda la comida basura que hay en su casa.) La parte final de su entrenamiento supone diez sencillos pasos para reunirlo todo, con el fin de poner en práctica su Promesa de un Cuerpo Esbelto. En esta sección, le mostraré cómo utilizar todo lo que ha aprendido hasta ahora para lograr cambios drásticos en su cuerpo.

¿Listo para el primer paso? Ya ha hecho dos tercios del camino hasta aquí.

Paso # 1: Tome la Decisión

El primer paso es el más importante: tomar la decisión consciente de cambiar su vida. Tomar una copia de este libro fue parte importante de ello, lo mismo que leer el libro hasta aquí. (Espero que no haya saltado hasta esta sección para enterarse del final sorpresivo. Si es así, permítame revelárselo ahora: Darth Vader es el padre de Luke Skywalker). Ahora, todo lo que queda es que usted diga: "Sí, voy a dedicarle atención a esto. Una pequeña porción de mi tiempo cada día no es nada comparado con los beneficios para toda la vida que puedo recibir."

¿Aún no está convencido? Hágame un favor y vuelva a la Segunda Parte, donde puede revisar historias de Retadores Exitosos de un Cuerpo Esbelto. Triunfaron contra las dificultades (enfermedad, apremios de tiempo, parálisis) que pueden ser peor que las que usted enfrenta. ¿Así que cuál es la excusa para que no lo intente?

Paso # 2: Comprométase por Escrito

Los bancos le hacen a usted firmar pagarés. Los abogados le hacen firmar acuerdos. Los hijos le hacen firmar las tareas escolares. Ahora yo quiero que usted haga un compromiso escrito con el programa de un Cuerpo Esbelto durante las próximas doce semanas... y que lo firme.

En la página 191 de este libro, encontrará una carta de compromiso totalmente impresa. Arránquela, o si no puede soportar la idea de dañar este libro indefenso, fotocópiela. O puede acceder a un formulario que se puede imprimir en línea en www.lean

bodypromise.com. Léalo, fírmelo, póngale la fecha, después envíemelo por correo o fax a mí, personalmente, a las oficinas principales de Labrada en Houston, Texas. Una vez que yo lo reciba, lo suscribiré al boletín de *Lean Body Coaching Club*, que le dará pistas e información valiosa específica para su desafío de doce semanas.

Paso # 3: Vacíe su Refrigerador

Ésta es la parte divertida. Quiero que vacíe su refrigerador y su alacena, arrojando todo lo que no sea parte del Plan de Comida de un Cuerpo Esbelto, delineado en la Cuarta Parte. (Si vive con un cónyuge e hijos o con compañeros de cuarto, mejor pida permiso antes.) El punto es limitar las distracciones. Será mucho más fácil atenerse a sus comidas saludables y nutritivas si no está mirando alimentos azucarados, excesivamente procesados, cada vez que abre un gabinete de la despensa.

No debe mirar estantes vacíos tampoco. Por eso debe tomar la Lista para el Refrigerador de un Cuerpo Esbelto (Apéndice G) e ir de compras. No tiene que buscar un mercado lujoso de comida saludable; todos los ingredientes del Plan de Comida de un Cuerpo Esbelto pueden encontrarse en cualquier buen supermercado de barrio.

Paso # 4: Prepare su Gimnasio Casero o Inscríbase en Uno

A continuación, quiero que decida si va a entrenar en casa o en un gimnasio. De nuevo, no debería sentirse intimidado respecto a entrar en un gimnasio comercial; hoy día los gimnasios sirven a la multitud común más que a las ratas de gimnasio y a los fisicoculturistas. Algunas personas prefieren un gimnasio espartano, común, de pesas de hierro negro, mientras que otras no están felices a menos que se acomoden en un spa último modelo, lleno de espejos y con máquinas cromadas y el saxofón de Kenny G gimiendo de fondo. Cualquiera de las dos cosas le servirá. Sólo que no olvide que está allí para ejercitar su cuerpo.

Paso # 5: Prográmelo

Una vez que encuentre el gimnasio de sus sueños...asegúrese de ir.

Suena sencillo, ¿verdad? No lo es. Muchas personas se inscriben con las mejores intenciones, pero después su inscripción se llena de polvo y telarañas. Ser miembro de un gimnasio sólo es bueno si se utiliza. Usted les está dando su dinero tan duramente ganada, ¿por qué no ir todos los días y obtener el valor de su dinero?

La forma más fácil de asegurarse de que va al gimnasio todos los días es programar su entrenamiento. Utilice el Planeador Mensual de Éxito en el Entrenamiento de la página 210 de este libro. Según va terminando los entrenamientos, puede disfrutar de tacharlos.

Paso # 6: Hágalo

Los primeros cinco pasos eran todos pasos importantes sobre la "organización." Ahora viene el momento de la verdad: *hacer* realmente el programa de un Cuerpo Esbelto.

No deje que el momento lo abrume. No lo posponga. Simplemente empiece hoy.

Todo Desafiador de un Cuerpo Esbelto exitoso que he conocido me ha dicho lo mismo: tiene que tomar el programa día a día. Nadie experimenta la vida en trozos de doce semanas; sólo somos humanos. Sólo podemos digerir un día cada vez. Y eso es todo lo que les pido.

Enfréntelo día a día y le prometo: antes de que se dé cuenta, estará listo para...

Paso # 7: Saborear los Resultados

Cuando termine el desafío de doce semanas, tome un momento para enviarme sus fotos de "antes" y "después," y unas líneas sobre los resultados que ha logrado. Después de admirar su duro trabajo, le enviaré un certificado de realización; enfrentémoslo, después de doce semanas de este programa, probablemente va a querer presumir con sus amigos. Además, su nombre se añadirá al número cada vez mayor de Retadores de un Cuerpo Esbelto que aparecen en www.leanbodypromise.com.

Pero no hay certificado que pueda compararse con su verdadero premio: su nuevo Cuerpo Esbelto. ¡Disfrútelo!

Paso #8: Cuidado y Mantenimiento de su Cuerpo Esbelto

Bien, podría estar pensando usted. *Lo he logrado.*

He completado con éxito la Promesa de un Cuerpo Esbelto. He perdido grasa corporal. He aumentado el músculo magro. Me siento con más energía que nunca antes en mi vida y nunca me he visto mejor. Los miembros del sexo opuesto me sonríen. Los perros se detienen a lamerme las manos.

. . .

Sí, lo logré.

. . .

Bien

. . .

[El tiempo pasa]

. . .

Síí señor, lo logré.

. . .

Oh sí

. . .

Eh . . . ¿Lee? ¿Y ahora?

Ésta es una pregunta que oigo todo el tiempo. ¿Qué hago después del desafío de doce semanas? Aquí estoy, he hecho grandes cambios, pero no he terminado. ¿Qué hago ahora?

Aquí está mi respuesta: Continúe con el programa de dieta y ejercicio, hasta que alcance la meta que desea. Una vez que llegue a su meta deseada, no querrá perder más grasa corporal; es hora de mantener.

Para mantener, debería incrementar su consumo calórico aproximadamente en un 10 por ciento, lo que simplemente significa que debería comer un poco más de proteínas y carbohidratos. Una de las cosas que ocurre cuando su porcentaje de grasa corporal empieza a bajar a los dígitos simples, es que a veces a usted le da hambre más a menudo. Así que en lugar de las palmas y puños habituales en sus comidas, coma una palma y un puño con un dedo extra. (Suena raro, lo sé, pero mejor sígame la corriente.) O incluso puño y medio para los carbohidratos buenos. También puede que quiera aumentar su consumo de grasas esenciales, algunas nueces adicionales, aguacates o aceite de oliva o linaza.

Al aumentar su consumo calórico un poquito—no volverse un cerdo salvaje añadiendo "semanas de trampa" a su plan de nutrición—debería alcanzar un punto de **homeostasis.** Esto es donde no está ganado ni perdiendo y no siente hambre. Éste es el status quo. O como la filósofa Ricitos de Oro dijo alguna vez: "sólo lo justo."

Paso #9: Mantengase en Contacto con su Entrenador de un Cuerpo Esbelto

Continuaré estando aquí para usted, como su entrenador y mentor de un Cuerpo Esbelto. Como lector de *La Promesa de un Cuerpo Esbelto,* tiene acceso gratuito a información al minuto sobre entrenamiento y nutrición. Puede incluso hacer preguntas y recibir respuestas a todas su preguntas. Es el apoyo durante todo el año que usted necesita para permanecer en su mejor forma. Sólo vaya a www.leanbodypromise .com y suscríbase a mi boletín gratuito.

Estoy deseando recibir noticias suyas.

Paso #10: Conviértase en un Promotor del Acondicionamiento Físico

Ahora que se ha puesto en forma y que está disfrutando de este programa, no sea egoísta y no se lo guarde para usted solo. Comparta con otras personas. Envíe a sus amigos y familia la dirección de mi sitio web (www.leanbodypromise.com y www.leanbodycoach.com). Propóngase también atraer a otras personas a este programa y libro saludables.

¿Por qué? Por un par de razones. Algunas son incluso completamente egoístas.

Una, la sensación de ayudar a los demás puede ser extremadamente gratificante. Si usted puede servir de inspiración a otros, reunirá un grupo de personas (llámelas sus "fans") que lo respetan. Repentinamente usted es más confiable. ¿Sabe por qué? Se ha convertido en un modelo de comportamiento. No quiere defraudar a los demás.

Pero también apelo a su lado altruista. (Vamos, sé que está ahí en alguna parte.) Al hacer esto está ayudando a darle un mordisco—perdone el juego de palabras—a la epidemia de obesidad crónica de los Estados Unidos. Piense en el efecto multiplicador: está ayudando a las personas a ser menos obesas, personas que van a ser más saludables y más productivas. Se estima que la obesidad nos cuesta alrededor de $120 mil millones al año ahora. Alguien tiene que pagar la cuenta por ello, y habitualmente somos nosotros en forma de primas de seguros e impuestos más altos.

Hay muchas buenas razones para que todos nos ayudemos a derrotar este problema de obesidad. Riegue la voz…empezando con su familia. Juntos podemos cambiar el mundo, de uno en uno.

Mi Carta de La Promesa de un Cuerpo Esbelto »

"Hay un cuerpo fuerte y esbelto dentro de mí y tengo el poder de liberarlo."

Estoy embarcándome en un viaje que cambiará mi vida, que comienza hoy, con mi programa de un Cuerpo Esbelto. Hago esto por mí mismo, porque me preocupo tanto por mí mismo que deseo cambiar. Quiero mejorar mi apariencia, mi fuerza, mi autoimagen y mi confianza.

No importa si he fracasado en ponerme en forma antes; esta es la única vez que importa y triunfaré. Voy a cambiar mis viejos hábitos y remplazarlos por unos nuevos.

Voy a desarrollar mi cuerpo y mi fuerza de voluntad. Tengo el poder de mejorarme y estoy tomando el control.

Me mantendré firmemente en el programa de la Promesa de un Cuerpo Esbelto durante las próximas doce semanas. Para este fin hago un compromiso personal de:

- *Desarrollar mi fuerza de voluntad y mi motivación liberándome de las excusas. Fomentaré los pensamientos positivos y volveré al camino recto inmediatamente si me desoriento, como se dijo en la sección de motivación de la Promesa de un Cuerpo Esbelto (Tercera Parte).*
- *Planear y tomar mis comidas como se recomienda en el programa de nutrición de la Promesa de un Cuerpo Esbelto (Cuarta Parte).*
- *Planear mis rutinas de entrenamiento y hacer ejercicio según lo programado, como se demuestra en las rutinas de entrenamiento de la Promesa de un Cuerpo Esbelto (Quinta Parte).*

Sinceramente,

Su firma	_____
Nombre	_____
Correo electrónico	_____
Dirección	_____
Ciudad, estado, código postal	_____

Nota: este formulario debe ser rellenado y enviado a Lee como un compromiso.

Por favor, envíelo a Lee Labrada:

E-Mail   *leanbodypromise@labrada.com*
Fax   *1-281-209-2135*
Correo   *P.O. Box 62436*
    Houston, Texas 77205

SÉPTIMA PARTE

Preguntas Frecuentes de un Cuerpo Esbelto

MMMZZZ. ¿Qué? Oh, no. Otra vez no oí el despertador. Voy a llegar tarde al trabajo. Demonios. Debería no desayunar, ¿verdad?

No. El desayuno es la comida más importante del día. Necesita llevar alimento a su cuerpo y—como el nombre indica—"romper el ayuno." Su cuerpo está hambriento de dos cosas: aminoácidos provenientes de las proteínas y suficiente energía para empezar el día. La investigación muestra que las personas que desayunan tienen más energía durante todo el día que las que no lo hacen. Así que vamos. Ánimo.

No, en serio, no tengo tiempo. ¿Qué puedo hacer?

Agarre un sustituto de comida en polvo rico en proteínas (vea el Apéndice A) y échelo en la licuadora. En treinta segundos estará licuado y listo para ir con usted camino al trabajo. Y puede abrir un paquete de avena instantánea, poner un poco de agua en él, calentarlo en el microondas, tomar una cuchara y llevárselo. Si ha estado planeando sus comidas de un Cuerpo Esbelto—y cordialmente le pido que lo haga—ya tiene comida lista para llevar.

Lee, usted no entiende. Estoy muy atrasado. De hecho, mientras estaba usted hablando, ya me subí al carro. ¿Qué hago ahora?

Muchos restaurantes de comida rápida en donde se puede comprar desde el auto tienen comidas amigas del Cuerpo Esbelto. (Para una lista completa, vea la página 99) O vaya a una cafetería y pida claras de huevo y avena, lo que cubrirá sus necesidades de proteínas y carbohidratos.

Se me olvidó mencionar algo: ¡Estoy atrapado en una reunión de análisis de mercadeo de dos horas!

Para situaciones como estas, la mejor solución es tener a la mano un batido de proteínas listo para tomar (Vea el Apéndice A).

Hoy va a ser un día muy ocupado. Sé que voy a perder mi rutina de entrenamiento. ¿Qué puedo hacer?

Si absolutamente, definitivamente, tiene que perder un entrenamiento, retómelo al día siguiente donde lo dejó. Ha tenido una rueda desinflada, pero no se golpee por eso. Arréglela y vuelva al camino mañana. Es un estilo de vida lo que estamos tratando de desarrollar, así que necesitamos ser flexibles.

Pero si esto ocurre con demasiada frecuencia, debería realmente trabajar en programar su rutina de ejercicios dentro de su día. Al comienzo de la mañana es cuando mejor funciona para muchas personas. O sea flexible respecto a la programación del entrenamiento en pesas o cardiovascular si no puede llegar al gimnasio. Salga a correr o salte a la bicicleta de ejercicio, incluso si se suponía que iba a ser un día de entrenamiento con pesas.

Se me avecina un resfriado. ¿Debería entrenar?

La respuesta a esto es no en la mayoría de los casos. Si tiene la garganta irritada o una sensación general de malestar, es hora de echarse atrás. Recuerde, estamos haciendo cambios para toda la vida, no una solución rápida, una venda para perder unas cuantas libras. Descanse, tome vitamina C y E, y apártese del azúcar porque deprime el sistema inmune. Tendemos a agarrar resfriados cuando el sistema inmune está comprometido; demasiado azúcar, alcohol, cafeína, no suficiente sueño. Después de un par de días, haga veinte minutos de ejercicio cardiaco ligero y vea cómo se siente. Si está bien, vuelva al entrenamiento con pesas al día siguiente, pero sin demasiada intensidad.

Estoy dolorido. ¿Debería entrenar?

Cierta cantidad de dolor es normal y es de esperar, especialmente al principio del programa. Pero si realmente le duele mucho, pruebe a poner algo caliente y húmedo en la zona dolorida durante cinco o diez minutos, cambie a una bolsa de hielo durante cinco a diez minutos, después a algo caliente de nuevo. Alternar las dos produce una bomba térmica: durante la vasodilatación (el calor), fluye sangre fresca hacia esa parte, después durante la vasoconstricción (el frío), la sangre sale de nuevo. Usted está sacando de ese lado los residuos dañinos, lo que disminuye su tiempo de recuperación. No haga este ciclo de calor-frío-calor más de dos veces; la bomba térmica es algo que debería usarse con precaución, como la sal y los signos de admiración.

¿Pero aún debería entrenar?

Sí. Si está muy sensible, opte por algo de cardiovascular para mantener la sangre en movimiento—eso es lo que va a llevar oxígeno, eliminar desechos y curar sus músculos—y pruebe la bomba térmica. Después retome su entrenamiento al día siguiente.

He terminado mi rutina de entrenamiento y me siento estupendamente. ¿Debería hacer más?

No. (Usted era uno de esos superdotados que en la escuela primaria siempre pedían trabajo extra, ¿verdad?) La clave de este programa es utilizar ejercicio breve e intenso para estimular el músculo. Cualquier cantidad mayor puede ser contraproducente, poniéndolo en un estado lamentable del que no se podrá recuperar. No debe sobreentrenar. Haga una nota de cómo se siente y después considere la posibilidad de subir el peso de entrenamiento la próxima vez.

Me he saltado una comida y estoy muerto de hambre, pero tengo algo malo frente a mí. Algo sobre lo que me advirtió en la parte sobre nutrición. ¿Debería comer?

Esta respuesta puede sorprenderle. Coma un poco. Puede no estar comiendo el alimento más recomendado de un Cuerpo Esbelto, pero es mejor tomar un tentempié para nivelar el azúcar en la sangre hasta la próxima comida. Seleccione la comida con más proteína—incluso si son esas salchichas de coctel—y coma media porción. Después espere de diez a quince minutos para que su estómago pueda sentirse saciado. Beba un poco de agua, lo que ayudará a nivelarlo también.

Estoy despierto tarde viendo una película y tengo un antojo.

Es importante darse cuenta de que un antojo no es lo mismo que hambre verdadera. Los antojos generalmente forman parte de un patrón: su programa favorito. Oh, sí, un cuenco de helado. A veces es una respuesta programada que se remonta a la infancia. ¿Qué recibes cuando has sido un buen niño o niña? Galletas y leche, una barra de dulce o cualquier otro tipo de comida de premio.

Substituya la basura por algo bajo en calorías que satisfará ese antojo innato. Podría tranquilizarlo comiendo una taza de requesón descremado con fruta baja en calorías, o palomitas de maíz infladas con aire. (Para más sustituciones vea la página 84).

Voy a una fiesta esta noche que estará repleta de buenos amigos, buena música...y comida con grasa y azucarada. ¿Qué debo hacer? ¿Quedarme solo en casa jugando Tetris?

Planee por anticipado y haga una comida antes de la fiesta. Cuando llegue, bese a los anfitriones en la mejilla y gravite hacia los alimentos bajos en grasa: la bandeja de las verduras, el coctel de camarones. Incluso un poco de pavo en rollo con pan seco no será demasiado malo. Haga lo que haga, manténgase alejado de: las patatas fritas, las salsas, los bocadillos fritos, el alcohol y la máquina de karaoke.

Lee, no es un buen día. Sencillamente no quiero hacer lo del Cuerpo Esbelto hoy, ¿está bien?

Si es sólo un día, comprenda que todos tenemos días malos. Quizá su jefe lo regañó hoy; quizá le pusieron una multa por aparcar mal. Hacer que su sangre fluya en el gimnasio puede ser el mejor remedio, puesto que libera endorfinas. Piense en ello como un ejercicio para levantar el ánimo, sus niveles de seratonina suben y usted sale rápidamente de su depresión.

Si aún no se siente motivado, adelante, ríndase y no se critique por ello. Si su desánimo dura días o incluso semanas, puede ser que esté entrenando excesivamente, que esté haciendo más de lo que su cuerpo puede aguantar. Aligere o déjelo por un par de días, luego regrese a su rutina regular. Si sospecha que puede estar clínicamente deprimido, vea a un doctor. Pero si usted es normalmente una persona vivaz, puede ser que esté entrenando excesivamente o que esté desnutrido.

Estoy en viaje de negocios, estoy en el hotel, es tarde...entonces ¿qué hago ahora?

Puede lograr un cuerpo esbelto incluso si está a mil millas de casa. Espero que se haya preparado antes de salir—entrenando esta mañana, empacando comidas—pero independientemente de ello es hora de un poco de trabajo de reconocimiento en el hotel. Busque una sala para entrenamiento en el hotel; un número cada vez mayor de hoteles las tienen ahora. Disfrute de un ligero tentempié. Se pueden utilizar una manzana y paquetes de avena instantánea y polvo de proteína como raciones de emergencia.

Por la mañana, vaya al gimnasio antes de empezar su día de trabajo.

Estoy de vacaciones ¿Debería continuar de todos modos?

La idea es desarrollar un estilo de vida con el cual pueda vivir veinticuatro horas siete días a la semana. Si está apenas comenzando, y todavía no está en modo de "mantenimiento," trate de evitar tomar vacaciones durante esas primeras doce semanas.

Cuando las tome, no se sienta mal por dejar la rutina durante una semana. Asegúrese sólo de que su semana de descanso no se convierta en dos... después tres. Reanude el programa el primer día que esté de vuelta.

Mi familia no está en el programa de nutrición de un Cuerpo Esbelto. ¿Debería convertirlos?

Usted no puede esperar que la gente cambie sus hábitos al mismo tiempo que usted cambia los suyos. Así que no trate de imponer a los demás el programa de nutrición hasta que estén dispuestos. Cuando lo vean cambiando, se interesarán. No dé discursos; simplemente anímelos suavemente. Mientras tanto, sáciese con su propia comida nutritiva de un Cuerpo Esbelto.

Hoy es mi día de comida de trampa. Me siento maravillosamente y quiero saltarlo. ¿Debería?

La respuesta es no. (¿Sorprendido?) Es tentador querer dar el 110 por ciento y decir: *¡Adiós a la comida de trampa! ¡Puedo vivir sin ella! ¡Grrrr!* Pero 24, 36 horas después, podría no sentirse tan superior, y es más que probable que se rinda a los antojos. Coma algunos alimentos "normales" con su comida de trampa, porque eso se hará cargo de cualquier sensación de privación durante el resto de la semana. Simplemente no se exceda.

Qué tal esto: ¿puedo ahorrar dos comidas de trampa y comerlas el mismo día?

No. Sólo se está alistando para sentirse psicológicamente privado más tarde. Y, físicamente, estaría sobrecargando su sistema. El plan de comida trata de que usted se reprograme para no hacer de la comida lo principal. Con comidas pequeñas y frecuentes, usted tiene todos los aminoácidos y azúcar que necesita. No sentirá hambre.

¿Y qué tal saltar una comida para recortar mi ingestión calórica total?

Diga conmigo: ni hablar. Permitirse a usted mismo estar hambriento es la forma más rápida de fracasar. Admítalo, todo empieza a parecer bueno cuando usted está en modo de hambruna. Así que coma como debería votar: pronto y a menudo.

Es la primera semana, el día seis del programa. ¿Por qué estoy de tan mal humor?

Hay tres posibles razones:

1. La química del cuerpo está cambiando; después de todo, lo está alimentando de forma diferente estos días, y está en un proceso de retracción.

2. Puede que no esté comiendo suficiente. En vez de comer puños y palmas, añada un "dedo" a cada uno y mire si su humor mejora.

3. Usted ya era una persona malgeniada antes de comenzar la Promesa de un Cuerpo Esbelto.

Estoy en la quinta semana de este programa, me siento lleno de energía, pero no me veo nada diferente. ¿Qué pasa?

Tenga en mente que muchos de los cambios en las primeras semanas tienen lugar en el interior. Hay una razón para que sienta más energía: las cosas están cambiando fisiológicamente, y usted está generando más energía por medio de la comida y el ejercicio. En cuanto a las recompensas visibles, tenga paciencia. Muchas veces cuando empieza a perder grasa corporal, las primeras cinco o diez libras salen de la que rodea sus órganos internos primero. Puede ser tan gradual que no lo notará. Por eso recomiendo el uso de resultados, es decir los calibradores de grasa corporal y actualizar fotos. Vea la Tercera Parte para más formas de rastrear retroalimentación).

Soy un tipo que alza cajas todo el día como medio de vida. ¿Necesito realmente entrenar en mi tiempo libre?

Puede que camine y alce cajas todo el día, pero raramente su ritmo cardiaco alcanza más de 150 latidos por minuto a menos que lo esté persiguiendo un perro. Con el ciclismo y los entrenamientos cardiacos su ritmo cardiaco se mantiene a un rango más alto durante un periodo largo de tiempo, lo que es un beneficio para su corazón y sus pulmones. Además, las rutinas de entrenamiento en el programa de un Cuerpo Esbelto se dirigen a partes particulares del cuerpo con ejercicio breve e intenso y tienen una meta específica en mente. El trabajo físico o manual puede quemar calorías, pero no hará mucho para desarrollar masa corporal delgada óptima.

Soy mayor. ¿Aún puedo hacer esto?

Por supuesto. Consulte con su doctor primero y haga una prueba de estrés, especialmente si tiene presión arterial alta, tiene mucho exceso de peso o es extremadamente sedentario. Pero si pasa la prueba, este es un programa al que puede adaptarse. Y puede variar la intensidad para que se acomode a su estilo de vida.

Soy una madre joven con niños. ¿Qué me puede decir a mí?

Ésta es la oportunidad perfecta para enseñar a sus niños sobre nutrición y acondicionamiento físico. (Después de todo, mamá, junto con papá, usted es uno de sus mayores modelos.) Busque un buen gimnasio con una guardería donde los niños serán entretenidos—o incluso guiados a algunas clases de acondicionamiento—de modo que pueda apretujar una rutina de entrenamiento en su agitado calendario.

En cuanto a la comida, nunca es demasiado pronto para iniciar a sus hijos en la alimentación correcta. Los niños deberían acostumbrarse a hacer comidas pequeñas y frecuentes durante el día. La única modificación: los niños necesitan una dieta que sea más rica en carbohidratos y en grasas esenciales que los adultos. Dicho sencillamente, necesitan más energía para correr por ahí y jugar pelota y perseguir al perro y hacer el otro millón de cosas que los niños saludables y activos hacen.

Puede ser una batalla al principio, especialmente con los chicos mayores que están acostumbrados a comer lo que quieren, cuando quieren. Pero hay algunas estrategias que puede utilizar. Por ejemplo, intente los nuggets de pollo que cocina en el horno, que tienen menos grasa que la versión frita. Sustituya por tentempiés saludables los alimentos excesivamente procesados y azucarados. Pruebe con la fruta, el requesón, las crackers integrales y los frutos secos. Al fin y al cabo, si eso es todo lo que hay en la casa se acostumbrarán a ello.

Soy vegetariano.

¡Excelente! El programa de Cuerpo Esbelto es compatible con una dieta vegetariana. Si usted es un lacto-ovo vegetariano—consume productos derivados de la leche y los huevos—puede utilizar requesón bajo en grasa, bebidas de proteína y claras de huevo como proteínas. Si es vegetariano estricto, aún puede hacer el plan de un Cuerpo Esbelto utilizando proteína de soya. Solamente tenga en mente que la soya es una proteína incompleta, lo que significa que no tiene todos los aminoácidos esenciales que necesita su cuerpo para producir otros aminoácidos. Esto se remedia fácilmente añadiendo otros alimentos tales como el arroz y los frijoles a su dieta de soya.

Una Poderosa Herramienta de Éxito en la Nutrición de un Cuerpo Esbelto

Comer cinco veces al día puede parecer intimidante al principio. Está el asunto del tiempo, la preparación e incluso el costo. He desarrollado un método que ahorra tanto tiempo como dinero, y que le evita ponerse a pensar en cómo comer bien. Involucra el uso de un batido de alta tecnología nutritivamente denso, que mi empresa, Labrada Nutrition, desarrolló durante un periodo de siete años. Se llama, de forma muy apropiada, el batido de Remplazo de Comida de un Cuerpo Esbelto (MRP) y ha ayudado a miles de personas a completar su Programa de un Cuerpo Esbelto. Casi todas las personas que han terminado mi Reto de un Cuerpo Esbelto en línea durante los años son usuarios regulares de los batidos MRP de un Cuerpo Esbelto.

Hay una razón para eso. Los batidos MRP de un Cuerpo Esbelto lo ayudan haciendo rápido y fácil para usted consumir las comidas pequeñas y frecuentes requeridas en el Plan de Comida de un Cuerpo Esbelto. La mayoría de las personas que se embarcan en mi programa no están acostumbradas a comer cinco o más veces al día, y algunas no tienen tiempo para preparar las comidas. Los batidos MRP de un Cuerpo Esbelto lo ayudan a lo largo del Programa especialmente en esos momentos en que simplemente no puede consumir una comida completa.

Mejor aún, el batido MRP de un Cuerpo Esbelto es una central eléctrica nutricional. Imagínese tomar un saco lleno de comestibles—verduras, frutas, granos y carnes magras—y extraer todos los mejores nutrientes de ellos. Nutrientes que su cuerpo necesita para quemar grasa y desarrollar músculo magro. Ahora imagine tener todos esos nutrientes concentrados en un batido que sabe a helado. Tendría usted un "superalimento funcional" científicamente producido que sabe estupendo. Eso es lo que es el batido MRP de un Cuerpo Esbelto.

Los batidos MRP de un Cuerpo Esbelto están disponibles en paquetes de polvo individuales que usted mezcla en una licuadora con agua helada o en cómodos batidos Listos para Tomar (RTD) que solamente enfría y toma.

He utilizado personalmente los batidos de un Cuerpo Esbelto religiosamente todos los días durante siete años y han jugado un papel importante en mi capacidad de mantenerme en forma y esbelto a largo plazo. Si usted está ocupado, como yo, estará contento de saber que ésta es una poderosa herramienta de nutrición que puede utilizar fácilmente todos los días para evitar el trabajo mental de preparar comidas, sin mencionar que lo ayudará a mantenerse disciplinado y motivado.

Es posible para usted obtener grandes resultados en mi programa solamente comiendo alimentos completos, especialmente si tiene tiempo para comprar y preparar comidas nutritivas (¡espero que lo haga al menos parte del tiempo!). Pero muchas de los miles de personas a las que he preparado por medio de mi *Club de Entrenamiento de Cuerpo* Esbelto (www.leanbodycoach.com) no tienen tiempo para preparar y consumir comidas múltiples a lo largo del día. Para ellos, hay batidos de un Cuerpo Esbelto, una poderosa herramienta de éxito que hace el estilo de vida de un Cuerpo Esbelto más práctico. Puede ofrecerle a usted beneficios similares.

Si quiere información adicional sobre los batidos de un Cuerpo Esbelto, llame a Labrada Nutrition al 1-800-832-9948 (Departamento LBP1), o busque en www.leanbody promise.com o www.labrada.com.

Los Planeadores Diarios

La Promesa de un Cuerpo Esbelto
Planeador Diario de Éxito en las Rutinas de Ejercicio

Fecha: _____   Rutina: _____

Parte del cuerpo	Módulo[1]	Ejercicio	Serie[2]	Peso	Repe-ticiones	Descanso[3]	Notas
• _____	1		1				
			2				
			3				
	2		1				
			2				
			3				
	3		1				
			2				
			3				
• _____	1		1				
			2				
			3				
	2		1				
			2				
			3				
• _____	1		1				
			2				
			3				
	2		1				
			2				
			3				

Rutina A: Pecho • Hombros • Tríceps

Rutina B: Espalda • Bíceps

Rutina C: Piernas • Abs

[1] Sólo la rutina de espalda (Rutina B) requerirá tres módulos.

[2] En la tercera (última) serie de cada ejercicio, haga tantas repeticiones como sea posible, hasta la extenuación.

[3] Mantenga el descanso entre series en menos de un minuto, o tanto tiempo como le tome recuperar el aliento.

La Promesa de un Cuerpo Esbelto
Planeador Diario de Éxito en las Rutinas de Ejercicio

Fecha: _Enero 1_   Rutina: _A_

Parte del cuerpo	Módulo[1]	Ejercicio	Serie[2]	Peso	Repeticiones	Descanso[3]	Notas
• Pecho	1	Banco de Prensa	1	150	10	1 Min	¡Me sentí fuerte hoy! La próxima vez aumentaré el peso.
			2	150	8	1 Min	
			3	150	6	1 Min	
	2	Mariposas Inclinadas	1	35	10	"	
			2	35	8	"	
			3	35	6	"	
	3		1				
			2				
			3				
• Hombros	1	Prensa de Barra de Pie	1	70	10	1 Min	70 libras en la primera serie fue demasiado fácil. Intento empezar con 80 la próxima vez. ¡Buena sesión!
			2	80	8	1 Min	
			3	90	6	1 Min	
	2	Levantamiento de Laterales con Mancuerna	1	25	10	"	
			2	30	8	"	
			3	30	6	"	
• Tríceps	1	Extensión de Tríceps Acostado	1	60	10		Aligerado después de la segunda serie se volvió demasiado pesado para 10 reps! Agotado a 8 reps con 60 libras.
			2	70	8		
			3	60	6		
	2	Empuje hacia abajo de tríceps	1	60	10		
			2	60	8		
			3	50	6		

Rutina A: Pecho • Hombros • Tríceps

Rutina B: Espalda • Bíceps

Rutina C: Piernas • Abs

[1] Sólo la rutina de espalda (Rutina B) requerirá tres módulos.

[2] En la tercer (último) serie de cada ejercicio, haga tantas repeticiones como sea posible, hasta la extenuación.

[3] Mantenga el descanso entre series en menos de un minuto, o tanto tiempo como le tome recuperar el aliento.

La Promesa de un Cuerpo Esbelto
Planeador de Éxito en Nutrición

Fecha: _____

Desayuno
Hora: _____

P _____ Notas:
C _____
VEF _____

Mini-comida
Hora: _____

P _____ Notas:
C _____
VEF _____

Almuerzo
Hora: _____

P _____ Notas:
C _____
VEF _____

Mini-comida
Hora: _____

P _____ Notas:
C _____
VEF _____

Comida
Hora: _____

P _____ Notas:
C _____
VEF _____

P=Alimentos Proteínicos   C=Carbohidratos   VEF=Verduras, Ensaladas y Fruta

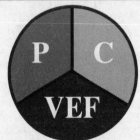

"Regla de los Tercios"
Cubra 1/3 de su plato con proteínas, 1/3 con
carbohidratos y 1/3 con verdura, ensalada o fruta

La Promesa de un Cuerpo Esbelto
Planeador de Éxito en Nutrición

Fecha: _____

Desayuno
Hora:_____

P _____ Notas:
C _____
VEF _____

Mini-comida
Hora:_____

P _____ Notas:
C _____
VEF _____

Almuerzo
Hora:_____

P _____ Notas:
C _____
VEF _____

Mini-comida
Hora:_____

P _____ Notas:
C _____
VEF _____

Comida
Hora:_____

P _____ Notas:
C _____
VEF _____

P=Alimentos Proteínicos   C=Carbohidratos   VEF=Verduras, Ensaladas y Fruta

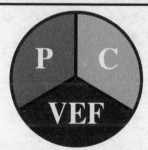

"Regla de los Tercios"
Cubra 1/3 de su plato con proteínas, 1/3 con carbohidratos y 1/3 con verdura, ensalada o fruta

Los Planeadores Mensuales

La Promesa de un Cuerpo Esbelto

Planeador Mensual de Éxito en la Rutina de Entrenamiento

Mes: _____

1	2	3	4	5	6	7
8	9	10	11	12	13	14
15	16	17	18	19	20	21
22	23	24	25	26	27	28
29	30	31				

A: Pecho, Hombros y Tríceps

B: Espalda, Bíceps

C: Piernas, Abdominales

X: Cardiovascular

O: Libre

Notas: *Realice dos días consecutivos de entrenamiento de pesas (A, B o C), seguidos de un día de cardiovascular (X). Repita este ciclo rotando las rutinas de entrenamiento de pesas (A, B y C).

**Si se toma un día libre (O), retome la rutina siguiente donde la dejó.

La Promesa de un Cuerpo Esbelto

Planeador Mensual de Éxito en la Rutina de Entrenamiento

Mes: _Enero_

1	2	3	4	5	6	7
	A	B	X	C	A	X
8 B/X	**9** C	**10** O	**11** A	**12** B	**13** X	**14** C
15 A	**16** X	**17** B/X	**18** C	**19** X	**20** A	**21** O
22 B	**23** X	**24** C	**25** A	**26** X	**27** B/X	**28** C
29 X	**30** O	**31** A				

A: Pecho, Hombros, Tríceps

B: Espalda, Bíceps

C: Piernas, Abdominales

X: Cardiovascular

O: Libre

Notas: *Realice dos días consecutivos de entrenamiento de pesas (A, B o C), seguidos de un día de cardiovascular (X). Repita este ciclo rotando las rutinas de entrenamiento de pesas (A, B y C).

**Si se toma un día libre (O), retome la rutina siguiente donde la dejó.

Utilizando sus Calibradores de Grasa

¿Alguna vez trató de medir su grasa corporal agarrando sus llantas y pellizcando el sobrante? Si combina ese popular método con un sencillo juego de calibradores de grasa, tendrá de hecho una de las formas más científicas de medir la grasa corporal y, lo que es más importante, seguirle la pista a su cuerpo esbelto según surge.

El principio recibe el nombre de *medida de los pliegues de la piel,* y se basa en el hecho de que la mayoría de su grasa corporal se asienta bajo su piel. Mida la grasa en un área clave y le dará una idea clara de cuánta grasa corporal tiene en total. Para tomar su medida de pliegue de piel, necesitará un par de económicos calibradores de pliegues de piel Accu-Measure. Puede tomar las medidas de su grasa corporal en tres pasos fáciles:

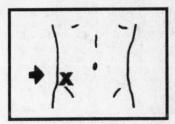

Figura #1

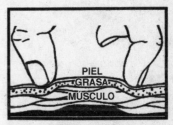

Figura #2

1. *Busque un sitio ubicado aproximadamente a una pulgada por encima del hueso de la cadera derecha.*

2. *Hale la piel y la grasa que está bajo ella apartándola del tejido musculoso. Mientras está de pie, apriete firmemente este pliegue de piel entre sus dedos pulgar e índice izquierdos. Ahora, coloque las pinzas del calibrador sobre el pliegue de piel.*

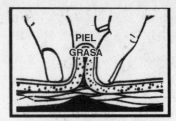

Figura #3

3. *Presione los calibradores hasta que oiga un clic. Suelte las pinzas del calibrador y lea su medida en milímetros. Busque el porcentaje de grasa corporal que le corresponde en la tabla de la página 215.*

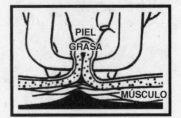

Figura #4

Éste es el número que utilizará (junto con su peso corporal) para seguir su progreso. Anote esos números en la Tabla de Récords de Éxito que sigue, y tendrá una visión clara de cuánta grasa está perdiendo, semana a semana.

Puede obtener sus calibradores de grasa corporal Accu-Measure llamando a Labrada Nutrition al 1-800-832-9948 (Departamento LBP1) o entrando a www.leanbodypromise.com o www.labrada.com.

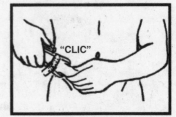

Figura #5

Lectura Accu-Measure en milímetros

	2-3	4-5	6-7	8-9	10-11	12-13	14-15	16-17	18-19	20-21	22-23	24-25	26-27	28-29	30-31	32-33	34-36
A 20	2.0	3.9	6.2	8.5	10.5	12.5	14.3	16.0	17.5	18.9	20.2	21.3	22.3	23.1	23.8	24.3	24.9
21-25	2.5	4.9	7.3	9.5	11.6	13.6	15.4	17.0	18.6	20.0	21.2	22.3	23.3	24.2	24.9	25.4	25.8
26-30	3.5	6.0	8.4	10.6	12.7	14.6	16.4	18.1	19.6	21.0	22.3	23.4	24.4	25.2	25.9	26.5	26.9
31-35	4.5	7.1	9.4	11.7	13.7	15.7	17.5	19.2	20.7	22.1	23.4	24.5	25.5	26.3	27.0	27.5	28.0
36-40	5.6	8.1	10.5	12.7	14.8	16.8	18.6	20.2	21.8	23.2	24.4	25.6	26.5	27.4	28.1	28.6	29.0
41-45	6.7	9.2	11.5	13.8	15.9	17.8	19.6	21.3	22.8	24.7	25.5	26.6	27.6	28.4	29.1	29.7	30.1
46-50	7.7	10.2	12.6	14.8	16.9	18.9	20.7	22.4	23.9	25.3	26.6	27.7	28.7	29.5	30.2	30.7	31.2
51-55	8.8	11.3	13.7	15.9	18.0	20.0	21.8	23.4	25.0	26.4	27.6	28.7	29.7	30.6	31.2	31.8	32.2
56 Y MÁS	9.9	12.4	14.7	17.0	19.1	21.0	22.8	24.5	26.0	27.4	28.7	29.8	30.8	31.6	32.3	32.9	33.3
	DELGADO				IDEAL				PROMEDIO				POR ENCIMA DEL PROMEDIO				

Tabla de Medida de % de Grasa Corporal Para Hombres

1) Obtenga su medida de % de grasa corporal en milímetros utilizando el Probador de Grasa Corporal Accu-Measure.
2) Busque el lugar donde la columna con su rango de grasa corporal se cruza con la fila de su rango de edad.
3) El número en esta intersección es su porcentaje de grasa corporal.

Lectura Accu-Measure en milímetros

	2-3	4-5	6-7	8-9	10-11	12-13	14-15	16-17	18-19	20-21	22-23	24-25	26-27	28-29	30-31	32-33	34-36
A 20	11.3	13.5	15.7	17.7	19.7	21.5	23.2	24.8	26.3	27.7	29.0	30.2	31.3	32.3	33.1	33.9	34.6
21-25	11.9	14.2	16.3	18.4	20.3	22.1	23.8	25.5	27.0	28.4	29.6	30.8	31.9	32.9	33.8	34.5	35.2
26-30	12.5	14.8	16.9	19.0	20.9	22.7	24.5	26.1	27.6	29.0	30.3	31.5	32.5	33.5	34.4	35.2	35.8
31-35	13.2	15.4	17.6	19.6	21.5	23.4	25.1	26.7	28.2	29.6	30.9	32.1	33.2	34.1	35.0	35.8	36.4
36-40	13.8	16.0	18.2	20.2	22.2	24.0	25.7	27.3	28.8	30.2	31.5	32.7	33.8	34.8	35.6	36.4	37.0
41-45	14.4	16.7	18.8	20.8	22.8	24.6	26.3	27.9	29.4	30.8	32.1	33.3	34.4	35.4	36.3	37.0	37.7
46-50	15.0	17.3	19.4	21.5	23.4	25.2	26.9	28.6	30.1	31.5	32.8	34.0	35.0	36.0	36.9	37.6	38.3
51-55	15.6	17.9	20.0	22.1	24.0	25.9	27.6	29.2	30.7	32.1	33.4	34.6	35.6	36.6	37.5	38.3	38.9
56 Y MÁS	16.3	18.5	20.7	22.7	24.6	26.5	28.2	29.8	31.3	32.7	34.0	35.2	36.3	37.2	38.1	38.9	39.5
	DELGADO				IDEAL				PROMEDIO				POR ENCIMA DEL PROMEDIO				

Tabla de Medida de % de Grasa Corporal Para Mujeres

1) Obtenga su medida de % de grasa corporal en milímetros utilizando el Probador de Grasa Corporal Accu-Measure.
2) Busque el lugar donde la columna con su rango de grasa corporal se cruza con la fila de su rango de edad.
3) El número en esta intersección es su porcentaje de grasa corporal.

Utilizando sus Calibradores de Grasa

215

La Promesa de un Cuerpo Esbelto

Tabla de Récords del Éxito

Semana	Peso Corporal[1] (libras)	% Grasa[2] Corporal	Grasa Corporal[3] (libras)	Peso Magro[4] (libras)
1				
2				
3				
4				
5				
6				
7				
8				
9				
10				
11				
12				

Ejemplo:

[1] Peso Corporal = 200 libras

[2] % GC = 25% (.25)

[3] Libras de Grasa Corporal = Peso corporal por % GC
= (200) por (.25)
= **50 libras de grasa**

[4] Libras de Peso Magro = Peso Corporal − Libras de Grasa Corporal
= 200 − 50
= **150 libras de Peso Magro**

Siete Días de Comidas para un Cuerpo Esbelto

¿Confundido con todas las opciones saludables que tiene ante usted? Permítame encargarme del trabajo de elegir por usted la primera semana. Aquí tiene un menú de muestra completo para sus primeros siete días en el programa de comida de un Cuerpo Esbelto. (Encontrará recetas para muchos de estos platos deliciosos en la página 221.) Si no le apetece cocinar nada muy elaborado, recuerde que las pechugas de pollo precocidas, los ñames al horno, el arroz integral, las verduras y las frutas son sólo algunos de los alimentos que puede utilizar para organizar una comida de Cuerpo Esbelto cuando está presionado por el tiempo.

DÍA UNO

DESAYUNO: Claras de huevo revueltas, muesli casero (página 239), café

MEDIA MAÑANA: Batido (vainilla) de un Cuerpo Esbelto listo para tomar, muffin de ñame (página 228)

ALMUERZO: Sándwich de pechuga de pollo, manzana, puñado pequeño de pacanas, té helado

MERIENDA: Batido de un Cuerpo Esbelto RTD (chocolate), banana

COMIDA: Lenguado a la parrilla, papa pequeña al horno, ensalada con aceite de oliva y vinagre balsámico, yogur helado, agua

DÍA DOS

DESAYUNO: Tortilla cremosa de salmón (página 235), dos tostadas integrales, café

MEDIA MAÑANA: Barra de proteína de un Cuerpo Esbelto, manzana, agua

ALMUERZO: Burrito de pollo y verduras (página 221), ensalada pequeña con aceite de oliva, tajada de melón, té helado

MERIENDA: Batido de un Cuerpo Esbelto RTD (chocolate)

COMIDA: Polenta y vieiras (página 222), verduras a la parrilla (página 229), sorbete de frambuesa, agua

DÍA TRES

DESAYUNO: Burrito de desayuno (página 236), banana, café

MEDIA MAÑANA: Una taza de requesón sin grasa, fresas tajadas, barra de granola

ALMUERZO: Sándwich de atún, ensalada pequeña con aceite de oliva, tajadas de manzana, soda dietética

MERIENDA: Batido de un Cuerpo Esbelto RTD (vainilla), muffin de ñame, nueces

COMIDA: Filete de pavo con papas al romero (página 230), verduras a la parrilla, ensalada pequeña con aderezo sin grasa, agua

Día Cuatro

DESAYUNO: Batido de un Cuerpo Esbelto (MRP) (Mezcle vainilla en la licuadora con fresas y una banana)

MEDIA MAÑANA: Batido de un Cuerpo Esbelto RTD (chocolate)

ALMUERZO: Filete de pavo (de la noche anterior), sopa de lentejas (página 227), Patatas nuevas Tangy (página 237), té helado

MERIENDA: Una taza de requesón sin grasa, tajadas de melocotón, barra de granola, agua

COMIDA: Salmón con patata dulce (página 233), Patatas nuevas Tangy, ensalada pequeña, yogur helado, agua

Día Cinco

DESAYUNO: Claras de huevo revueltas con queso Cheddar bajo en grasa, una taza de avena, media taza de arándanos, café

MEDIA MAÑANA: Barra de proteína de un Cuerpo Esbelto, manzana, agua

ALMUERZO: Salmón con patata dulce (de la noche anterior), sopa de lentejas, té helado

MERIENDA: Batido RTD de un Cuerpo Esbelto (chocolate), muffin de ñame, nueces

COMIDA: Atún al estilo cajun con frijoles negros (página 226), ensalada pequeña, una taza de frutos del bosque variados, agua

DÍA SEIS

DESAYUNO: Batido MRP de un Cuerpo Esbelto (mezcle vainilla en la licuadora con una cucharadita de café instantáneo), cuenco pequeño de hojuelas integrales con leche descremada

MEDIA MAÑANA: Una taza de requesón sin grasa, muffin de ñame, agua

ALMUERZO: Sándwich mediterráneo (página 231), ensalada pequeña con aceite de oliva, una taza de arroz salvaje, té helado

MERIENDA: Batido de un Cuerpo Esbelto RTD (vainilla), banana, nueces

COMIDA: Pollo a la mostaza dulce con verduras creole (página 232), patata dulce al horno, ensalada pequeña con aceite de oliva, sorbete de frambuesa, agua

DÍA SIETE

DESAYUNO: Burrito de desayuno, melón, café

MEDIA MAÑANA: Batido RTD de un Cuerpo Esbelto (chocolate), muffin de ñame

ALMUERZO: Pollo a la mostaza y miel con verduras creole (de la noche anterior), patata dulce al horno, ensalada pequeña con aceite de oliva, té helado

MERIENDA: Una taza de requesón sin grasa, melocotones tajados, nueces, agua

COMIDA: Pargo a la parrilla, patatas nuevas Tangy, ensalada pequeña, una taza de frutos del bosque variados, agua

Recetas para un Cuerpo Esbelto

Burritos de pollo y verduras

TIEMPO ESTIMADO DE PREPARACIÓN: **5** MINUTOS   TIEMPO ESTIMADO
DE COCCIÓN: **10** MINUTOS

1 pechuga de pollo cocida, sin hueso ni piel (a la parrilla, marinada)

1 taza de arroz moreno cocido

½ hongo portabella grande, limpio (sólo la parte de arriba)

¼ de cebolla roja grande

½ pimiento rojo grande

1 cucharada de aceite de oliva

½ cucharadita de ajo fresco picado

4 tortillas de maíz o bajas en carbohidratos

Una sartén mediana; microondas

1. Saque el polio y el arroz del refrigerador.

2. Corte el hongo, la cebolla y el pimiento en tajadas delgadas. Caliente el aceite en una sartén mediana y añada el hongo, la cebolla, el pimiento y el ajo. Saltee hasta que la cebolla esté suave, unos cinco minutos.

3. Corte el pollo en tajadas, añádalo a la sartén con el arroz y remueva suavemente para mezclar todos los ingredientes. Cocine sólo el tiempo suficiente para que se caliente.

4. Caliente las tortillas en el microondas y ponga la mezcla sobre ellas. Enróllelas al estilo burrito.

Pruebe añadir cilantro fresco o salsa.

Polenta y Vieiras

TIEMPO ESTIMADO DE PREPARACIÓN: 5 MINUTOS

TIEMPO ESTIMADO DE COCCIÓN: 15 MINUTOS

---

1 cubo de caldo de pollo

2 tazas de polenta precocida (sémola de maíz que se consigue en la sección de alimentos saludables o de pasta)

½ cebolla roja grande

1 hongo portabella grande, limpio (sólo la parte de arriba)

½ pimiento rojo grande asado

2 cucharadas de aceite de oliva, más si se necesita

1 libra de vieiras

¼ de taza de queso parmesano recién rallado

1 cucharadita de ajo fresco

Cazuela mediana; sartén mediana; sartén antiadherente grande

---

1. Ponga 6 tazas de agua a hervir en una cazuela mediana. Añada el cubo de caldo y la polenta. Baje el fuego y deje cocinar, removiendo ocasionalmente, hasta que esté cremosa, unos 10 minutos.

2. Mientras tanto corte la cebolla, el hongo y el pimiento en tajadas finas. Caliente el aceite en una sartén mediana y añada estos ingredientes a la sartén con el ajo. Saltee hasta que las cebollas estén suaves, de 4 a 5 minutos. Ponga a un lado.

3. Seque las vieiras bien sobre toallas de papel. Ponga un poco de aceite de oliva en una sartén antiadherente grande y caliéntelo hasta que esté muy caliente; añada las vieiras en una sola capa. Esto debe hacerse a temperatura alta para que se cocinen rápidamente y se sellen. Cocine las vieiras unos dos minutos por cada lado. No las cocine demasiado; deberían poder cortarse fácilmente con el tenedor. Retírelas del calor inmediatamente.

4. En cuencos grandes ponga una capa de polenta, otra de queso y verduras y termine con las vieiras.

›› para 4 porciones

Pollo en Canasta

TIEMPO ESTIMADO DE PREPARACIÓN: 10 MINUTOS

TIEMPO ESTIMADO DE COCCIÓN: 60 MINUTOS

Éste es un plato que puede preparar con antelación y guardar en el refrigerador. Póngalo en el horno cuando llegue a casa. Puede también aumentar los ingredientes para hacer tantas porciones como quiera para los almuerzos o para otra comida.

1 libra de pechugas de pollo sin huesos ni piel

¼ de taza de harina de trigo integral

3 papas rojas grandes, lavadas y cortadas en pedazos

1 cebolla blanca pequeña, cortada

1 libra de zanahorias pequeñas

8 champiñones, limpios y cortados gruesos

Recetas para un Cuerpo Esbelto 223

2 cubos de caldo de pollo

1 cucharadita de ajo fresco picado

2 hojas de laurel

1 cucharadita de tomillo seco

1 pizca de pimienta

1 taza de vino blanco

Una bolsa de cocinar grande; un recipiente para hornear de 9 por 12 pulgadas

1. Precaliente el horno a 350 grados.

2. Enjuague las pechugas con agua fría y séquelas con toallas de papel. Espolvoree ambos lados con la harina.

3. Disponga la bolsa de cocinar en el recipiente de hornear. Dentro de la bolsa, ponga el pollo, las papas, la cebolla, las zanahorias y los champiñones.

4. En una taza que pueda ponerse en el microondas, caliente los cubos de caldo con una taza de agua durante un minuto. Remueva para que se disuelvan y añada el ajo, las hojas de laurel, el tomillo y la pimienta. Vierta esto sobre el pollo y las verduras, junto con el vino. Cierre la bolsa con su cinta. (Si prepara esto por la mañana, ponga la bolsa en el refrigerador sobre el recipiente para hornear.)

5. Coloque en el horno y hornee durante 60 minutos.

"Lasaña" Rápida

TIEMPO ESTIMADO DE PREPARACIÓN: 5 MINUTOS

TIEMPO ESTIMADO DE COCCIÓN: 15 MINUTOS

---

1 paquete de pasta de laditos (1 libra)

1 cucharada de aceite de oliva

¼ de taza de cebolla picada

1 cucharadita de ajo fresco picado

1 libra de carne de res molida extra magra o de pechuga de pavo molida

Sal y pimienta

1 taza de requesón bajo en grasa

2 cucharadas de queso parmesano rallado

Una olla grande para pasta; una sartén grande

---

1. Ponga una olla grande de agua a hervir. Añada la pasta y cocine de acuerdo con las instrucciones del paquete. Cuando esté hecha, escúrrala bien.

2. Mientras tanto caliente el aceite en una sartén grande. Añada la cebolla y el ajo y saltee hasta que la cebolla esté suave, unos 5 minutos.

3. Añada la carne y cocine, removiendo para deshacer los pedazos, hasta que la carne esté cocida completamente, unos 10 minutos. (No debería haber grasa que escurrir). Añada sal y pimienta al gusto.

4. Añada el requesón y mezcle bien. Empezará a volverse pegajoso.

5. Reparta la pasta en cuencos. Ponga la mezcla de carne encima y rocíe con el queso parmesano.

Atún al Estilo Cajun con Frijoles Negros

TIEMPO ESTIMADO DE PREPARACIÓN: 10 MINUTOS

TIEMPO ESTIMADO DE COCCIÓN: 5 MINUTOS

Busque atún rojo oscuro/morado. También puede cocinar el atún en la parilla muy caliente.

---

1 taza de arroz de sushi cocido

1 lata (unas 15 onzas) de frijoles negros estilo ranchero

2 filetes de atún ahi fresco, de 4 a 6 onzas cada uno

Condimento cajun

Aceite de oliva

1 tomate romano o ciruelo, picado

¼ de cebolla blanca pequeña, picada

Cilantro fresco

Cazuela pequeña; sartén pequeña

---

1. Saque el arroz del refrigerador y repártalo en dos platos. Ponga a un lado.

2. Vierta los fríjoles en la cazuela y caliéntelos.

3. Rocíe cada lado del atún con el aderezo cajun. Vierta una pequeña cantidad de aceite en la sartén y caliéntelo hasta que esté muy caliente. Añada el atún y dórelo unos dos minutos por cada lado. ¡No lo cocine excesivamente! El atún debe estar rosado por dentro.

4. Mientras el atún se está cocinando, caliente el arroz en el microondas.

5. Tan pronto como el atún esté cocido, quítelo del calor. Ponga una porción de frijoles sobre el arroz, cúbralo con el atún y decórelo con tomate, cebolla y cilantro.

Sopa de Lentejas

TIEMPO ESTIMADO DE PREPARACIÓN: 10 MINUTOS

TIEMPO ESTIMADO DE COCCIÓN: 60 MINUTOS

---

6 onzas de pechuga de pavo molida

3 cubos de caldo de carne

5 tomates romanos o ciruelos, picados gruesos

8 a 10 champiñones, cortados en mitades o cuartos según su tamaño

2 hojas de laurel

1 cucharadita de ajo fresco picado

4 sacudidas de pimienta

1½ tazas de lentejas secas

Una olla grande de sopa o pasta

---

1. En una olla grande, cocine el pavo a fuego lento sólo hasta que deje de parecer crudo. Remueva mientras está cocinándose para deshacer los pedazos.

2. Añada seis tazas de agua y llévelo a punto de ebullición. Añada los cubos de caldo, los tomates, los champiñones, las hojas de laurel, el ajo, la pimienta y las lentejas. Espere a que hierva de nuevo y entonces bájelo a cocción lenta. Cocine durante una hora aproximadamente, removiendo de vez en cuando para evitar que se pegue al fondo. La sopa espesará a medida que las lentejas se ablanden y se disuelvan.

Sirva con pan fresco

Muffins de ñame

TIEMPO ESTIMADO DE PREPARACIÓN: **10** MINUTOS

TIEMPO ESTIMADO DE COCCIÓN: **30** A **35** MINUTOS

Puede añadirles cerezas secas, nueces o higos picados, melocotones o dátiles.

2½ tazas de salvado de avena
1 cucharadita de bicarbonato de soda para hornear
1 cucharadita de polvo de hornear de doble acción
1 cucharadita de mezcla de especias molida
1 cucharadita de canela molida
1 ñame (patata dulce) grande, pelado y rallado
8 claras de huevo
1 taza de melaza
1½ tazas de salsa de manzana sin endulzar
¼ de aceite vegetal
Cuenco para mezclar grande; cuenco para mezclar pequeño; recipiente para muffins con 18 huecos; forros para muffins de papel de aluminio (opcional)

---

1. Precaliente el horno a 350 grados.

2. En un cuenco grande, mezcle el salvado de avena, la soda de hornear, el polvo de hornear, las especias y la canela. En un cuenco pequeño, mezcle el ñame rallado, las claras de huevo, la melaza, la salsa de manzana y el aceite. Vierta la mezcla húmeda en la seca y bata hasta mezclar completamente.

3. Llene los moldes de muffins hasta el nivel (yo utilizo los forros de aluminio para no hacer desorden). Hornee durante 30 a 35 minutos. Pruebe con un palillo; debería salir seco. Si los muffins necesitan más tiempo, en el horno de nuevo durante unos minutos y vuelva a probar.

Verduras a la Parrilla

TIEMPO ESTIMADO DE PREPARACIÓN: 15 MINUTOS

TIEMPO ESTIMADO DE COCCIÓN: 10 MINUTOS

Utilice los sobrantes en platos principales.

1 berenjena

1 calabacín verde

1 calabacín amarillo o una calabaza amarilla

1 pimiento rojo

1 pimiento verde

10 champiñones grandes

1 cebolla roja, pelada

1 manojo de espárragos

¼ de taza de aceite de oliva

1 cucharada de ajo fresco picado

½ cucharadita de sal marina

4 sacudidas de pimienta

Cuenco pequeño para mezclar; dos bolsas plásticas de un galón; una cesta para asar verduras

1. Ponga el grill al máximo.

2. Lave todas las verduras. Corte la berenjena en círculos de ½ pulgada, después córtelas por la mitad. Corte los extremos de las calabazas y tájelas en círculos de ½ pulgada. Corte los champiñones por la mitad. Quite los tallos y la parte de abajo de los pimientos; ábralos; deseche las semillas y corte la carne en cuadrados grandes. Corte las cebollas en cuñas de ½ pulgada, pero sin separar las capas. Quite la parte dura de los espárragos, después córtelos por la mitad.

3. Combine el aceite, el ajo, la sal y la pimienta y repártalo en las dos bolsas. Ponga la mitad de cada verdura en cada bolsa. Cierre la cremallera y agite para empapar las verduras con la mezcla de aceite.

4. Coloque la cesta de asar verduras en el grill y ponga en ella las verduras. Agite para que cocinen por igual, durante unos 10 minutos. Las verduras están mejor si están un poco tostadas pero crujientes todavía.

Sírvalas calientes, espolvoreadas con queso parmesano rallado, o frías rociadas con vinagre balsámico.

›› para 4 porciones

Filetes de Pavo y Patatas al Romero

TIEMPO ESTIMADO DE PREPARACIÓN: 5 MINUTOS (SIN INCLUIR EL TIEMPO EN EL ADOBO)

TIEMPO ESTIMADO DE COCCIÓN: 20 MINUTOS

El pavo queda mejor si lo deja con el adobo toda la noche. Puede cortar las patatas en trozos o en tajadas delgadas, o como prefiera; cuanto más pequeñas corte las patatas, más rápido se cocinarán.

1 cubo de caldo de pollo, disuelto en ¼ de taza de agua

3 filetes de pechuga de pavo (pechuga sólida), aproximadamente una libra en total

1 taza de leche

1 cucharadita de ajo fresco picado

Sal y pimienta

4 cucharadas de aceite de oliva

4 patatas rojas, lavadas

½ cucharadita de romero seco desmenuzado

Sal de ajo

Una bolsa de plástico de refrigerador de un galón de capacidad puesta en un cuenco grande; 2 sartenes grandes

1. Disuelva el cubo de caldo en ¼ de taza de agua hirviendo; póngalo a un lado para que enfríe.

2. Corte el pavo en sentido transversal, en medallones de ½ de pulgada. Ponga el pavo en la bolsa de plástico con el caldo, la leche, el ajo y la sal y pimienta. Cierre la cremallera de la bolsa y refrigere. Déjelo así por lo menos durante 8 horas, hasta un día completo.

3. Escurra el pavo y deseche el líquido del adobo. Vierta [el aceite de oliva] en una sartén grande a fuego medio; cuando esté caliente añada el pavo. Cocine hasta que el pavo no esté rosado; debe dorarlo pero no quemarlo.

4. Mientras tanto, en otra sartén grande caliente dos cucharadas de aceite de oliva. Añada las patatas, el romero y la sal de ajo al gusto. Saltee a fuego medio-alto, removiendo frecuentemente hasta que estén suaves.

para 2 porciones

Sándwiches Mediterráneos

TIEMPO ESTIMADO DE PREPARACIÓN: **10** MINUTOS

TIEMPO ESTIMADO DE COCCIÓN: **10** MINUTOS

El pollo puede ser asado en el momento o utilizar pollo que tenga en el refrigerador.

Pan focaccia integral o 4 tajadas de cualquier otro pan integral de corteza crujiente

Aceite de oliva

1 pimiento rojo asado de tarro, escurrido y cortado en tajadas

1 hongo portabella, limpio y tajado (sólo la parte de arriba)

6 aceitunas negras griegas, sin hueso y picadas

¼ de cebolla roja pequeña, cortada en tajadas

1 pechuga de pollo cocinada, sin hueso ni piel, tajada en diagonal

1 cucharada de queso de cabra

Sartén grande

Recetas para un Cuerpo Esbelto | **231**

1. Corte la focaccia para hacer dos sándwiches. Barnice con un poco de aceite de oliva el lado cortado y ponga a un lado.

2. En una sartén grande, eche un poco de aceite de oliva. Caliente a temperatura media-alta, después añada el pimiento, el hongo, las aceitunas y la cebolla. Cocine, removiendo frecuentemente, hasta que la cebolla esté tierna pero crujiente. Añada el pollo y menéelo. Sáquelo de la sartén y ponga a un lado.

3. Ponga el pan en la sartén, con el lado aceitado hacia abajo y tueste por dos o tres minutos. Retírelo y esparza el queso de cabra en cada tajada. Cubra con la mezcla de pollo y verduras.

>> para 4 porciones

Pollo a la Mostaza Dulce con Verduras Creole

TIEMPO ESTIMADO DE PREPARACIÓN: 10 MINUTOS (SIN INCLUIR EL TIEMPO EN EL ADOBO)

TIEMPO ESTIMADO DE COCCIÓN: 30 MINUTOS

El pollo queda mejor si se deja en el adobo durante unas cuantas horas. Cuando haga el pollo a la plancha, tenga cuidado de que la capa exterior no se queme antes de que el pollo esté completamente cocinado.

3 cucharadas de mostaza de Dijon

3 cucharadas de azúcar morena

½ cucharada de jengibre molido

½ taza de vino blanco

4 pechugas de pollo sin hueso y sin piel

Aceite de oliva

4 tazas de judías verdes frescas (unos 40) lavados y con las puntas cortadas

½ cebolla roja

2 tomates romanos o ciruelos, picados

Pimienta blanca

Sal de ajo

Bolsa de refrigerador plástica de un galón de capacidad; sartén grande

1. Combine la mostaza, el azúcar, el jengibre y el vino en la bolsa plástica. Mézclelo completamente, añada el pollo y sacúdalo para que quede bien empapado. Déjelo en el adobo al menos durante 30 minutos, o refrigérelo hasta un día completo.

2. Cuando esté listo para cocinarlo, precaliente la parrilla. Coloque el pollo sobre ella y cocine, dándole la vuelta una vez, hasta que no esté rosado por dentro. ¡No lo cocine excesivamente! Si la capa externa empieza a quemarse, aparte el pollo del calor.

3. Mientras el pollo se está asando, caliente el aceite de oliva en una sartén grande. Añada las judías verdes y la cebolla. Cocine hasta que los frijoles estén casi suaves, unos 30 minutos. Añada los tomates y espolvoree con pimienta y sal de ajo al gusto. Continúe cocinando hasta que los tomates se disuelvan.

>> para 2 porciones

Salmón con Patatas Dulces

TIEMPO ESTIMADO DE PREPARACIÓN: **10** MINUTOS

TIEMPO ESTIMADO DE COCCIÓN: **25** MINUTOS

2 ñames (patatas dulces)

2 cucharadas de azúcar morena

½ cucharadita de canela molida

2 filetes de salmón grandes, con piel, de ocho onzas aproximadamente cada uno

1 cucharadita de mantequilla

1 bolsa (10 onzas) de espinacas frescas, enjuagadas y escurridas

1 cucharada de aceite de oliva

6 mitades de pacanas, picadas

Cazuela mediana; mezclador de mano; parrilla o sartén mediana; sartén grande con tapa

1. Pele los ñames y córtelos en pedazos grandes. Colóquelos en una cazuela, cubra con agua, lleve a ebullición y cocine hasta que estén suaves, de 15 a 20 minutos. Aparte del calor, escurra, añada el azúcar y la canela y bátalos con una mezcladora de mano hasta que estén esponjosos. Póngalos a un lado y manténgalos calientes.

2. Mientras los ñames están cocinándose, caliente la parrilla o una sartén pesada. Enjuague el salmón y séquelo con toallas de papel. Colóquelo con la piel hacia abajo sobre la parrilla y ponga encima de cada trozo la mitad de la mantequilla. Cocine sin mover hasta que las hojuelas del salmón se separen fácilmente, de 10 a 15 minutos. No le dé la vuelta.

3. Justo antes de que el salmón esté hecho, caliente el aceite en una sartén grande a fuego alto. Añada las espinacas, cubra y cocine, meneando la sartén ocasionalmente, durante unos 2 minutos. (Queremos que las espinacas se cocinen y se reduzcan, pero no que se marchiten.)

4. Coloque una cucharada de ñame machacado en cada plato. Ponga encima espinacas. Deslice una espátula entre el pescado y la piel y levante el pescado. Coloque el pescado sobre las espinacas. (Puede quitar la piel de la parrilla y botarla después de la comida.) Espolvoree con las pacanas picadas y sirva.

Tortilla de Salmón Cremosa

TIEMPO ESTIMADO DE PREPARACIÓN: 5 MINUTOS

TIEMPO ESTIMADO DE COCCIÓN: 10 MINUTOS

Puede encontrar salmón ahumado empaquetado en el departamento de pescado o de delicatessen.

---

1 cucharada de aceite de oliva

¾ de cebolla roja pequeña, picada finamente

1 manojo pequeño de hojas de espinaca frescas, lavadas y secas

1 cucharada de queso crema sin grasa

2 onzas de salmón ahumado, picado grueso

Eneldo fresco picado

5 claras de huevos grandes

Sartén pequeña antiadherente; cuenco pequeño

---

1. Caliente el aceite de oliva en la sartén y añada la cebolla. Saltee unos minutos; añada las espinacas y remueva hasta que se cocinen. Añada el queso crema, el salmón y un poco de eneldo; remueva hasta que se mezclen los ingredientes. Ponga a un lado en un cuenco pequeño.

2. No limpie la sartén. Vierta en ella las claras de huevo y cocine en forma de tortilla plana a fuego lento, levantando los bordes para que la parte líquida corra hacia abajo. Cuando esté cocinada, ponga la mezcla de salmón encima y doble la tortilla.

Sirva con tostada integral.

Burritos de Desayuno

TIEMPO ESTIMADO DE PREPARACIÓN: **5** MINUTOS

TIEMPO ESTIMADO DE COCCIÓN: **10** MINUTOS

Aceite de oliva
1 patata mediana, cocinada en el microondas y picada en trozos pequeños
¼ de cebolla, picada finamente
Sal de ajo
Pimienta
8 claras de huevo
4 tortillas de maíz o bajas en carbohidratos
Sartén mediana antiadherente

---

1. Caliente el aceite de oliva en la sartén a temperatura media y añada la patata y la cebolla. Cocine removiendo de vez en cuando, hasta que la cebolla esté suave por unos cinco minutos aproximadamente. Espolvoree con la sal de ajo y la pimienta al gusto.
2. Añada las claras de huevo y cocine revolviendo, hasta que estén hechas según el gusto.
3. Caliente las tortillas en el microondas. Ponga encima la mezcla y enrolle. Sirva mientras están todavía calientes, o envuélvalas en papel de aluminio para llevar.

Sírvalas así o con salsa y/o queso sin grasa.

Patatas Nuevas Tangy

TIEMPO ESTIMADO DE PREPARACIÓN: 5 MINUTOS (SIN INCLUIR EL TIEMPO PARA ENFRIAR)

TIEMPO ESTIMADO DE COCCIÓN: 15 MINUTOS

---

8 a 10 patatas rojas nuevas pequeñas
2 cucharadas de mostaza de Dijon
1 cucharada de vinagre balsámico
1 cucharada de aceite de oliva
½ cucharadita de pimienta blanca
½ cebolla roja pequeña, cortada finamente
Cazuela mediana; cuenco grande

---

1. Lave bien las patatas y córtelas en cubos pequeños. Colóquelas en la cazuela, cubra con agua y llévelas a ebullición. Cocine hasta que empiecen a ablandarse, de 10 a 15 minutos. (No las cocine excesivamente, deben estar firmes.) Escurra, enjuague, escurra de nuevo y deje enfriar.
2. Mezcle la mostaza, el vinagre, el aceite, la pimienta y la cebolla en un cuenco grande. Añada las patatas y menee suavemente para que se impregnen. Cubra y refrigere. Sirva frío.

Arroz Salvaje con Arándanos Agrios y Pacanas

TIEMPO ESTIMADO DE PREPARACIÓN: 5 MINUTOS

TIEMPO ESTIMADO DE COCCIÓN: 45 MINUTOS

Sirva caliente como acompañamiento, o déjelo enfriar antes de repartirlo en bolsas plásticas para comidas futuras.

---

2 tazas de arroz integral
½ taza de arroz salvaje
2 cubos de caldo
1 taza de arándanos agrios secos
1 taza de pacanas picadas gruesas
Colador fino; cazuela mediana con tapa

---

1. Ponga el arroz moreno y el salvaje en un colador y enjuague bajo el agua fría. Escurra completamente.

2. Combine los arroces y los cubos de caldo en la cazuela con 5 tazas de agua. Lleve a ebullición. Remueva una vez, cubra y baje el fuego. Cocine el arroz lentamente hasta que toda el agua haya sido absorbida.

3. Mezcle con los arándanos y las pacanas.

Muesli Casero

TIEMPO ESTIMADO DE PREPARACIÓN: 5 MINUTOS

¡Esto supera a los cereales en caja!

---

4 tazas de avena integral

1 taza de cereal de arroz crujiente

½ taza de pacanas cortadas gruesas

½ taza de almendras crudas (con piel) cortadas gruesas

½ taza de semillas de girasol crudas

½ taza de cerezas secas

½ taza de uvas pasas

Cuenco grande para mezclar; recipiente de almacenamiento grande con tapa hermética

---

Mezcle todos los ingredientes en un cuenco grande. Almacene bien tapado.

Sirva una porción en un cuenco y añada leche descremada (y sustituto de azúcar si quiere).

Su Lista de Refrigerador para un Cuerpo Esbelto

El plan: Haga cinco comidas con los siguientes componentes todos los días, básicamente, y coma cada tres horas. Piense en ello como en un desayuno, un almuerzo y una comida, con un tentempié o una mini-comida a media mañana y a media tarde.

La Promesa de un Cuerpo Esbelto
Lista de Frigorífico

Proteínas
¿Cuánto?
Una porción del tamaño de su mano abierta.

- ☐ claras o sustitutos de huevos
- ☐ pechuga de pollo
- ☐ pechuga de pavo
- ☐ pechuga magra de pavo molida
- ☐ bacalao
- ☐ cangrejo
- ☐ platija
- ☐ merluza
- ☐ mero
- ☐ pargo
- ☐ salmón*
- ☐ vieiras
- ☐ camarón
- ☐ lenguado
- ☐ atún*
- ☐ requesón descremado
- ☐ polvo proteínico
- ☐ Polvo sustituto de comida de un Cuerpo Esbelto

Verduras
¿Cuánto?
Lo que quiera, pero al menos un tercio del plato.

- ☐ lechuga y verduras de hojas verdes
- ☐ brócoli
- ☐ coliflor
- ☐ judías verdes
- ☐ zanahorias
- ☐ espinaca
- ☐ espárragos
- ☐ alcachofas
- ☐ pimientos
- ☐ tomates
- ☐ arvejas
- ☐ repollo
- ☐ calabacines
- ☐ calabaza
- ☐ cebollas
- ☐ hongos

Carbohidratos
¿Cuánto?
Una porción del tamaño de su puño cerrado.

- ☐ avena
- ☐ cereal integral cocido
- ☐ crema de trigo
- ☐ arroz integral
- ☐ arroz salvaje
- ☐ patatas nuevas (con piel)
- ☐ batatas
- ☐ ñames
- ☐ frijoles
- ☐ maíz
- ☐ arvejas
- ☐ tortas de arroz
- ☐ lentejas
- ☐ arvejas de ojo negro
- ☐ pasta y pan integrales**
- ☐ tortillas de maíz

Postres de un Cuerpo Esbelto
¿Cuánto?
No más de dos o tres raciones al día.

- ☐ cerezas
- ☐ toronja
- ☐ frutos del bosque (arándanos, moras, frambuesas, fresas)
- ☐ melocotones
- ☐ duraznos
- ☐ naranjas
- ☐ peras
- ☐ ciruelas
- ☐ mandarinas
- ☐ manzanas
- ☐ uvas***
- ☐ pasas de uvas***
- ☐ mangos***
- ☐ melones***
- ☐ dátiles***
- ☐ higos***
- ☐ piñas***
- ☐ bananas***

Grasas "buenas" para un Cuerpo Esbelto
¿Cuánto?
Añada dos porciones al día

- ☐ aceite de linaza
- ☐ salmón, caballa, sardinas
- ☐ aceites de pescado
- ☐ nueces, almendras, anacardos, otros frutos secos y semillas
- ☐ aguacates
- ☐ aceite de oliva
- ☐ aceitunas

Notas:
*puede contener altos niveles de grasa
**debe limitar estos carbohidratos
***más altos en azúcar y por lo tanto deben comerse escasamente

Índice

Entrenamiento, 187,
210–11
planear para tener tiempo,
193–94
preparación para empezar,
186–87
principio Banex, 4, 59,
102, 105, 106, 120
Programa de Lanzamiento,
121–22
Rutina A, 124, 126, 131,
134–49
Rutina B, 124, 126, 131,
150–62
Rutina C, 124, 126, 131,
163–78
tríceps, 131, 145–49
umbral de crecimiento,
115, 116, 120
Véase también, ejercicio;
ejercicio aeróbico;
ejercicio anaeróbico

salchicha de pavo, 95
salmón, 66, 70
con patatas dulces,
233–34
tortilla de salmón cremosa,
235
salsa Alfredo, 94
saltar una comida, 192–93,
195, 198
salvado de avena, 96
Saunders, Kevin, 21–22
semillas, 80
sémolas, 96
Shipp, Carrie, 31–32

"snacks", 63, 74, 75, 81
fruta, 74, 75, 78, 81
permitidas, 75
sustitutos para manejar los
antojos, 84, 195
sobrepeso
causas de, 5
ciudad más gordas de los
EE.UU., 6
metabolismo y, 104
riesgos de, 5–6
solomillo, 98
sopa de lentejas, 227
Soria, Paulina, 18–20
soya, 200
"Star Bodies" (Cuerpos de
Estrella), 10
steak, 99
strudel, 69
Subway, 100–1
supervivencia, comida y, 60
suplementos nutricionales,
10–11, 76
suplementos proteínicos, 76,
77
sustitutos de huevo, 65,
66

Tabla de Récords del Éxito,
214, 216
Taco Bell, 100
Tardibono, Dr. George,
28–29
tejido muscular, 103
proteína y, 65
sección transversal,
111–12

tendones, calentar antes de
ejercicio, 126
tentempiés, 63, 74–75, 81
fruta, 74, 75, 78, 81
permitidas, 75
sustitutos para menajar los
antojos, 84, 195
tercios, regla de, 64, 65, 81,
206–7
tomar agua, 76
tortilla de salmón cremosa,
235
treadmill, 180
tríceps, 122, 124, 125
Planeador Diario de Éxito
en las Rutinas de
Ejercicio, 204–5
Planeador Mensual de
Éxito en la Rutina de
Entrenamiento, 187,
210–11
rutina de entrenamiento,
131, 145–49
trotador, 180
trotar, 108

umbral de crecimiento, 115,
116, 120

vacaciones, Plan de Comida
y, 196
vegetarianos, 199–200
verduras, 73–74, 78, 83
burritos de pollo y,
221–22
comprar la comida,
91